PD Dr. med. Dr. h.c. Andreas Schapowal

GERÄUSCH Überempfindlichkeit

Wenn Hören zum Problem wird

Hyperakusis, Misophonie, Phonophobie überwinden

Endlich wieder unbeschwert hören

humboldt

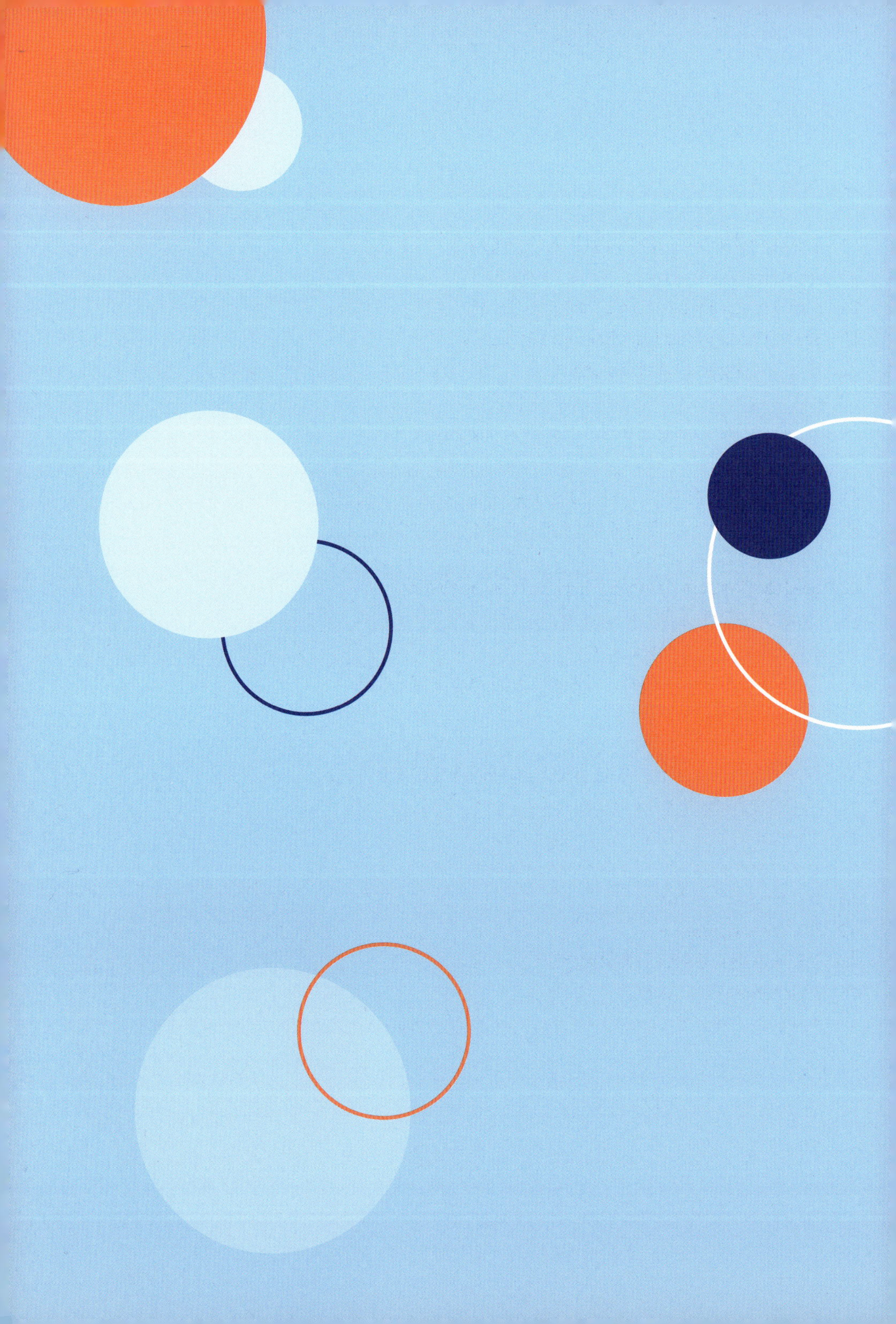

VORWORT

Liebe Leserin, lieber Leser,

allzu oft nehmen wir es im Erwachsenenalter als selbstverständlich an, gut hören und problemlos verstehen zu können. Und auch in schwierigen Hörsituationen mit Nebengeräuschen, Stimmengewirr oder Fremdsprachen um uns herum machen wir uns häufig keine Gedanken, wie wichtig es ist, unser Ohr zu unterstützen und zu erhalten. Fast immer schützen wir unsere Augen mit Sonnenbrillen vor schädigenden UV-Strahlen. Auch eine Sehschwäche wird meist rasch durch eine geeignete Brille oder Kontaktlinsen korrigiert. Ein Gehörschutz wird demgegenüber bei Lärmbelastungen im Beruf oft nicht konsequent genug und in der Freizeit eher selten getragen.

Verglichen mit einer Sehschwäche dauert es generell viel länger, bis eine Schwerhörigkeit erkannt und – wenn notwendig – mit Hörgeräten versorgt wird. Dabei ist bekannt, dass eine Schwerhörigkeit die Lebensqualität einschränkt, einsam sowie depressiv machen kann und sogar mit einer frühzeitigen Demenzerkrankung in Verbindung steht. Eine Schwerhörigkeit kann auch zu verzerrtem und doppeltem Hören, zu Tinnitus – und letztlich auch zu einer Geräuschüberempfindlichkeit führen.

Lärmbelastung ist ein Problem, das den meisten von uns bekannt ist. Anders sieht es mit der Geräuschüberempfindlichkeit aus, und das, obwohl immer mehr Menschen darunter leiden: Besonders häufig Menschen mit Tinnitus, von denen die meisten eine begleitende Hyperakusis haben. Eine Studie der Psychologieabteilung des „South Florida's College of Medicine" ergab außerdem, dass beeindruckende 15 Prozent der Erwachsenen an der Unterform Misophonie – dem Hass auf Geräusche – leiden. Geräuschüberempfindlichkeiten sind selbst für Fachleute in vielen Teilen noch Neuland, werden aber immer besser verstanden. Darum wollen wir uns kümmern.

Hektik im Alltag, Stress und Lärm – jeden Tag wirken die unterschiedlichsten Einflüsse auf uns ein. Die zunehmende Geschwindigkeit in unserem Leben führt zu einer Mehrbelastung, die auch unsere Sinne unter Druck setzt. Die Geräuschüberempfindlichkeit hat aber auch psychische Ursachen. Es werden dann häufig bestimmte Situationen vermieden, die als negativer Stress empfunden werden. Im Extremfall ziehen sich Betroffene vor allen Geräuschen vollständig in ihre eigenen vier Wände zurück.

Insbesondere die Misophonie und die Angst vor Geräuschen (Phonophobie) sind immer psychisch bedingt. Die Auswirkungen auf alle Lebensbereiche und auf unser seelisches Wohlbefinden sind entsprechend groß. Verletzungen bzw. Traumatisierungen in Kindheit und Jugend spielen bei Misophonie und Phonophobie oft eine Rolle. Besonders bei schwergradiger Belastung durch Hyperakusis, Misophonie und Phonophobie ist das Aufdecken von psychischen Begleiterkrankungen und deren Therapie daher von großer Bedeutung.

In diesem Ratgeber erkläre ich Ihnen, wann und warum Hören zum Problem werden kann. Sie erfahren, was die Gründe für Ihre Geräuschüberempfindlichkeit sein können und wie Sie ihr am besten begegnen – mit einer Veränderung Ihrer eigenen Haltung und vielen Tipps zu Therapien, vor allem zur kognitiven Verhaltenstherapie, mit der ich in meiner Praxis seit vielen Jahren erfolgreich arbeite.

Die vorgestellten Übungen zur Entspannung, Harmonisierung und Steigerung der Lebensenergie sind nicht nur bei Geräuschüberempfindlichkeit und Hörproblemen wichtig, sondern dienen auch der Erhaltung unserer körperlichen, geistigen und seelischen Gesundheit. In diesem Sine wünsche ich Ihnen viel Freude beim Informieren, Entdecken und insbesondere beim Ausprobieren der vielen bewährten Übungen zur Selbsthilfe!

Ihr

Andreas Schapowal

VOM HÖREN ZUM HÖRPROBLEM

Gutes Hören ist für uns Menschen sehr wichtig. Doch das Hörvermögen kann aufgrund verschiedener Faktoren beeinträchtigt sein. Darunter Infektionen, Stress, Entzündungen, Vergiftungen, Lärm oder Verletzungen und Vorerkrankungen. Auch angeborene Fehlbildungen bis zum völligen Fehlen der Anlage von äußerem Ohr, Mittel- oder Innenohr sind möglich. Um wieder voller Freude hören zu können, gilt es zunächst zu verstehen, wie Hören funktioniert. In diesem Kapitel erfahren Sie auch, dass eine Geräuschüberempfindlichkeit verschiedene Gesichter haben kann und wie sich die unterschiedlichen Phänomene voneinander unterscheiden.

Wunderwerk Ohren: Immer auf Empfang

Unsere Ohren sind das einzige Sinnesorgan, das immer auf Empfang ist.

Im Gegensatz zu den Augen sind unsere Ohren immer auf Empfang – im Embryonalzustand und bis zum Sterbeprozess. Das hat auch einen guten Grund: Mit unseren Ohren hören wir nämlich nicht nur. Wir benötigen sie z. B. auch für unsere räumliche Orientierung, als Kommunikationsmittel und Frühwarnsystem gleichermaßen. Hören, Verstehen und sich zu verständigen sind sehr komplexe Vorgänge. Hieran sind nicht nur Tausende von Nervenzellen im Innenohr, des Hörnervs, der zentralen Hörbahn sowie in der primären Hörrinde beteiligt. Diverse Hirnareale, die auch für andere Sinneswahrnehmungen zuständig sind, spielen ebenfalls eine große Rolle. Ebenso Areale für unsere Aufmerksamkeitssteuerung, Lernen, Gedächtnis, Emotionen und die Schmerzverarbeitung.

Wenn wir Sprache oder Musik hören, nehmen wir wahr: Wir erkennen, verstehen, lernen und ordnen ein. Wir müssen dabei auch unterscheiden, uns erinnern, etwas bewerten oder Neues lernen. Damit verbinden wir wiederum Gefühle. Das heißt, wir hören buchstäblich genauer hin oder vielleicht auch bewusst einmal weg. Und alle diese Informationen speichern wir – wir vergessen sie nur scheinbar.

Oft erinnern wir uns bis ins hohe Alter an alles, was wir jemals über Hören und Verstehen wahrgenommen haben. Hörschäden und Alterungsprozesse können dieses komplexe Netzwerk aus Hören und Verstehen jedoch beeinflussen.

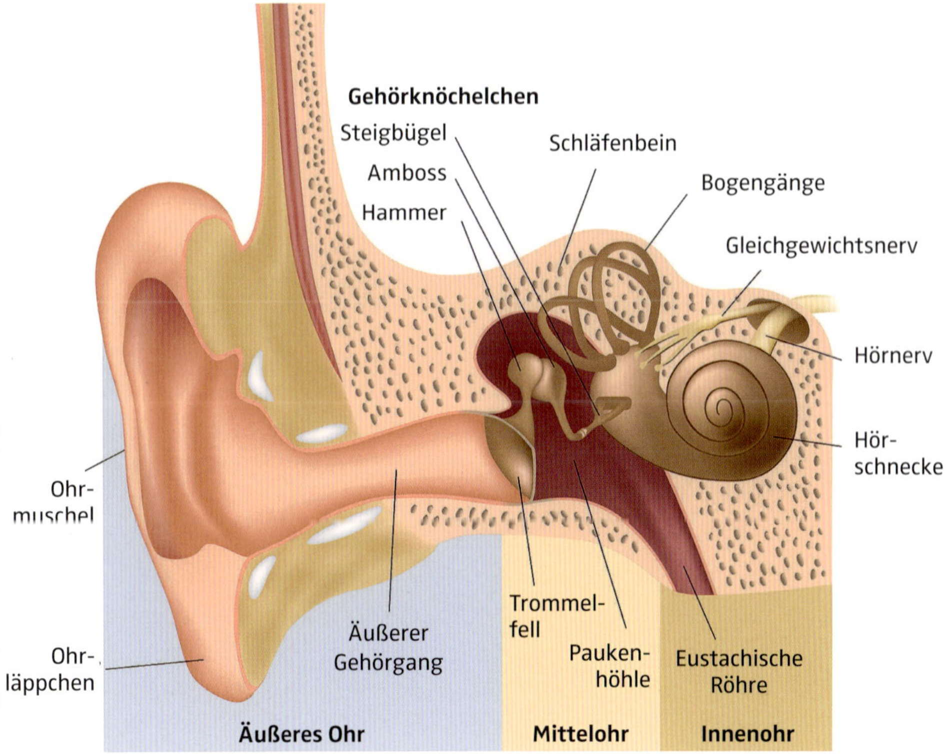

Von der Schallwelle zum Sprachverständnis

Das menschliche Gehirn hat ca. 100 Milliarden Neurone, das sind Nervenzellen, die aus einem Zellkörper und seinen Fortsätzen bestehen: Dendriten empfangen dabei Reize und die Axone leiten diese weiter. Die Nervenzellen kommunizieren miteinander und schaffen dabei ca. zehn Billionen (!) Rechenoperationen pro Sekunde – bei nur 15 bis 20 Watt Leistung. Eine enorme Effizienz, die bisher kein Computer und auch keine künstliche Intelligenz besitzen.

Anatomisch gesehen unterteilt man das Ohr in drei Bereiche, das äußere Ohr, das Mittel- und Innenohr.

Der Weg des Schalls in unser Gehirn. Die Haarzellen wandeln Schallwellen in elektrische Signale um, die dann über den Hörnerv an das Gehirn weitergeleitet werden.

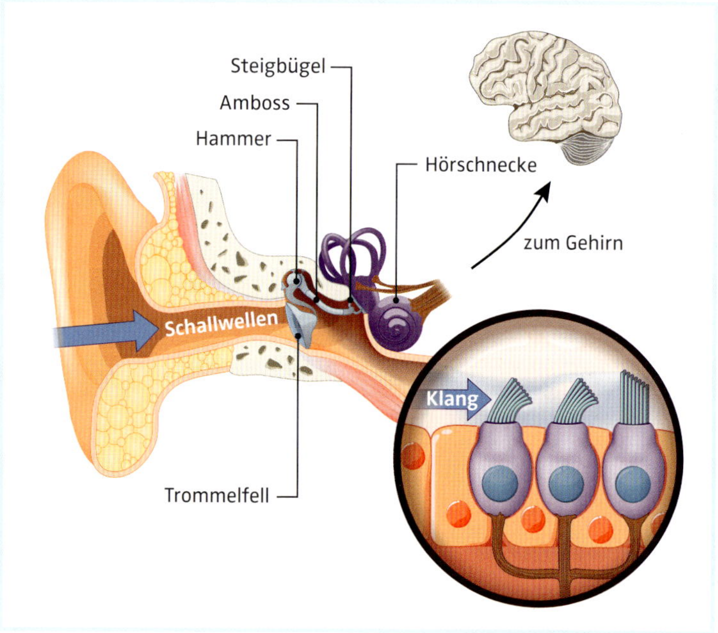

Die Neurone kommunizieren über elektrische Impulse, die im Gehirn je nach Frequenz in fünf Typen unterschieden werden: Alpha-, Beta-, Gamma, Delta- und Thetawellen. Ein Beispiel: Alphawellen treten in entspannter Stimmung und zwischen Schlafen und Wachen auf – ein Zustand, in dem unser Erinnerungsvermögen besonders gut funktioniert.

Höreindrücke werden im Gehirn ausgewertet

Unser Hörsinn steht in enger Verbindung mit den Nervenzellen des Gehirns.

Auch unser Hörsinn steht in enger Verbindung mit den Nervenzellen des Gehirns. Erst hier werden Höreindrücke ausgewertet und akustische Signale im Hörzentrum wahrnehmbar. Der Hörsinn beschreibt die Gesamtheit des Hörens. Dazu zählen das Ohr mit Ohrmuschel, Mittel- und Innenohr, der Hörnerv, die zentrale Hörbahn und alle Hirnareale, die mit Hören und Verstehen zu tun haben.

Mit dem Hörsinn nehmen wir zunächst die eintreffenden Schallwellen wahr. Eine Schallwelle entsteht, wenn Moleküle der Luft entsprechend aktiviert werden und sich Luftdruckschwankungen entwickeln. Je größer diese Druckänderung ist, desto lauter nehmen wir einen Ton wahr.

Der zweite Faktor ist die Zeit, in der die Schallwelle von Null bis zu ihrem Maximum und wieder zu Null schwingt. Diese Schwingungsdauer wiederholt sich jeweils periodisch bis zum Verklingen eines Tons. Und: Je höher die Anzahl der Schwingungen pro Sekunde ist – bezeichnet als Frequenz, die in Hertz (Hz) gemessen wird – desto höher wird der Ton wahrgenommen. Unsere Ohren können Schall eines Frequenzbereichs von 20 bis 20.000 Hz wahrnehmen.

Die akustischen Messgrößen Lautstärkepegel und Schalldruckpegel

Zwei wichtige akustische Messgrößen sind der Lautstärkepegel und der Schalldruckpegel.

Der Lautstärkepegel beschreibt die Lautstärkeempfindung, bei der Menschen ein Schallereignis als Hörereignis wahrnehmen. Dieser Wert wird in Phon gemessen und ist eng mit dem physikalischen Wert des Schalldruckpegels verbunden, der in Dezibel (dB) angegeben wird. Mithilfe dieser Messwerte können Schallpegel im Alltag unabhängig von ihrer Frequenz als Schwellenwert für menschliches Hören bewertet werden.

Der bewertete Schalldruckpegel kann mit handelsüblichen Schalldruckpegelmessern gemessen werden.

Bei einer Frequenz von 1000 Hz entspricht der Wert des Schalldruckpegels dem Wert der in Phon gemessenen Lautstärke. Das heißt: Wir können einen Ton im Frequenzbereich von 1000 Hz hören, wenn er einen Schalldruckpegel von vier Dezibel bzw. von vier Phon aufweist.

Ob Schall als angenehm empfunden wird, hängt von der Lautstärke und Tonhöhe ab.

Beispiele für Höreindrücke

ALLTAGSSITUATION	SCHALLDRUCKPEGEL
Atmen, Schneefall	10 dB(A)
Ticken einer Armbanduhr, leichter Wind	30 dB(A)
Flüstersprache, leise Musik	40 dB(A)
Leises Gespräch, Kühlschranksummen, Vogelgezwitscher	55 dB(A)
normale Umgangssprache, Fernseher in Zimmerlautstärke, Nähmaschine	60 dB(A)
Staubsauger, Wasserkocher	70 dB(A)
Verkehrslärm, elektrischer Rasenmäher, Streitgespräch, Klavierspiel	75–80 dB(A)
Benzinrasenmäher, Bohrmaschine, Orchestergraben, Türknallen	90 dB(A)
Holzfräsmaschine	95 dB(A)
Kreissäge, Diskothek	100 dB(A)
Kettensäge, Rockkonzert, Pistolenschuss	110 dB(A)
menschliche Schmerzgrenze	120 dB(A)
Flugzeugstart	140 dB(A)
Feuerwerkskörper, Schuss eines Jagdgewehrs	150 dB(A)
Ohrfeige aufs Ohr, Fahrerairbag	160 dB(A)
schwere Kriegswaffen	180 dB(A)
Vulkanausbruch Tambora, Indonesien (1815)	320 dB

Während der Schalldruckpegel in dB die Stärke des Schallereignisses misst, stellt der sogenannte bewertete Schalldruckpegel – gemessen in dB(A) – den Höreindruck des Schallereignisses dar. In diesen Wert werden also das Frequenzspektrum und die menschliche Wahrnehmung miteinbezogen.

Eine Zunahme um 10 dB(A) entspricht in der menschlichen Wahrnehmung z. B. einer Verdopplung der Lautstärke. Ab 85 dB(A) besteht ein Risiko für eine Lärmschwerhörigkeit.

Der Weg des Schalls bis ins Gehirn

Vom äußeren Ohr mit Ohrmuschel und Gehörgang wird der eintreffende Schall zum Mittelohr weitergeleitet. Dort versetzt er das Trommelfell sowie Hammer, Amboss und Steigbügel in Schwingungen. Diese drei Gehörknöchelchen sind mit Gelenken verbunden und liegen in der Paukenhöhle, einem Hohlraum direkt hinter dem Trommelfell. Die Schallübertragung verläuft auf die Steigbügelfußplatte über das ovale Fenster und schließlich weiter zum Innenohr.

Durch die Gehörknöchelchenkette wird der Schall einerseits verstärkt, um die im Innenohr befindliche Flüssigkeit (Perilymphe) in eine wellenförmige Bewegung zu versetzen. Andererseits wird das Innenohr auch vor zu hohen Schalldrücken durch den sogenannten Stapediusreflex geschützt. Dabei kontrahiert ein kleiner Mittelohrmuskel – der Musculus stapedius – bei Schalldrücken von 70 bis 95 dB(A) und schwächt so eine zu starke Schallübertragung auf das Innenohr ab.

Das Mittelohr: Vom äußeren Ohr wird der eintreffende Schall zum Mittelohr weitergeleitet. Dort versetzt er das Trommelfell sowie Hammer, Amboss und Steigbügel in Schwingungen.

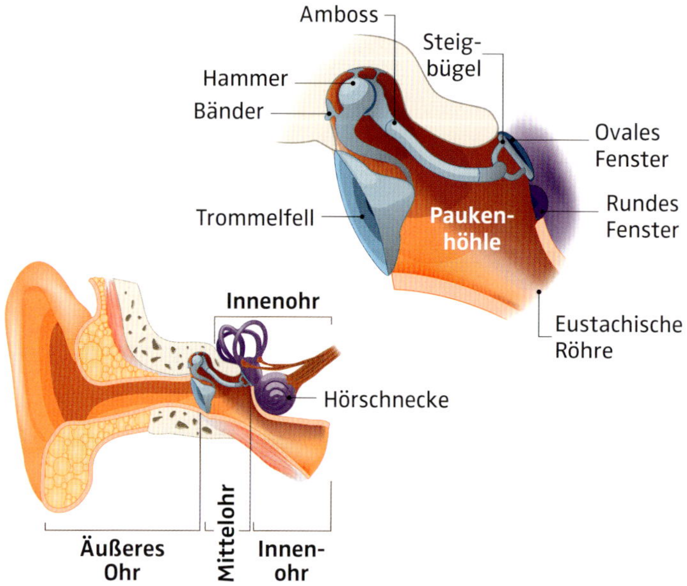

In der Freizeit sollte ab 90 dB(A) ein Lärmschutz getragen werden.

Sind wir den ganzen Tag Lärm oder zu hohen Schalldrücken ausgesetzt (z. B. in einem Club), reicht dieser Schutz jedoch bei Weitem nicht aus! Ein Gehörschutz sollte in der Freizeit ab 90 dB(A), bei permanenter, beruflicher Lärmexposition ab 85 dB(A) getragen werden, um einer Lärmschwerhörigkeit vorzubeugen.

Der durch die Gehörknöchelchenkette über das ovale Fenster in die Flüssigkeit der Hörschnecke (Cochlea) übertragene Schall löst eine Druckwelle aus. Diese wandert von der unteren Schneckenwindung, wo hohe Frequenzen repräsentiert sind, bis zu den Haarzellen für die tiefen Frequenzen. Mit ca. 15.000 Haarzellen befindet sich in der Hörschnecke der eigentliche Sitz unseres Hörens bzw. das Hörorgan (Cortiorgan). Die Haarsinneszellen wandeln ankommenden Schall in elektrische Impulse um – in einem hoch komplexen Prozess: Es gibt 3000 innere und 12.000 äußere Haarzellen, die in drei Reihen angeordnet sind. Die äußeren können den Schall verstärken oder zu laute Pegel abschwächen, entsprechend werden die inneren Haarzellen stärker oder weniger stark stimuliert. Dadurch wird ein bestimmter Botenstoff freigesetzt, der Neurotransmitter Glutamat. Die entsprechenden Nervenzellen werden so aktiviert und die mechanische Schallenergie im Innenohr in elektrische Energie bzw. Nervenimpulse umgewandelt.

Schon mit geringen Mengen des Botenstoffes Glutamat ist eine Haarzelle dazu in der Lage, eine Nervenzelle anzuregen, um die betreffende Hörinformation über den Hörnerv sowie die zentralen Hörbahnen ans Gehirn weiterzuleiten – genauer gesagt in das Stammhirn. Hier kommen im sogenannten Olivenkomplex erstmals die Informationen aus beiden Ohren zusammen: Unterschiede zwischen rechts und links werden ausgewertet und so u. a. die Richtung des Gehörten lokalisiert.

Die Hörbahnen verlaufen weiter über das Zwischenhirn zur Hörrinde, die von Fachleuten auch als auditiver Cortex bezeichnet wird. Es handelt sich um das Hörzentrum im rechten und linken Temporallappen der Großhirnrinde. Hier erfolgt in Millisekunden ein Abgleich der Höreindrücke mit bekannten Mustern, also z. B. mit Erinnerungen oder Emotionen. Sind Höreindrücke etwa mit sehr starken, belastenden Gefühlen verbunden oder nur schwer einzuordnen, sorgen hemmende Mechanismen dafür, dass nur etwa ein Zehntel der akustischen Signale in unser Bewusstsein gelangt.

Im Hörzentrum wird vor allem gespeichert und gelernt. So entsteht in der frühen Kindheit auch allmählich das Sprachverständnis.

Biomarker und Geräuschüberempfindlichkeit

„Biomarker", wie das schon erwähnte Glutamat, ist ein Oberbegriff für verschiedene Merkmale und Eigenschaften, die man im Körper bestimmen kann. Ärzte nutzen sie, um Gesundheit und Krankheiten zu erkennen und auch, um Behandlungserfolge zu messen. Heutzutage umfassen Biomarker vor allem Eiweiße und Botenstoffe (Hormone) in Blut oder anderen Körperflüssigkeiten.

Der Ausdruck „Biomarker" ist ein Oberbegriff für verschiedene Merkmale und Eigenschaften, die man im Körper bestimmen kann.

Auch in und auf Körperzellen gibt es eine Vielzahl typischer Merkmale, die dabei helfen, Krankheiten zu diagnostizieren.

In Bezug auf Hören und Verstehen, Hör- und Wahrnehmungsstörungen, Geräuschüberempfindlichkeiten sowie die psychische Gesundheit sind Neurotransmitter von besonderer Bedeutung, das sind biochemische Stoffe, die Reize von einer Nervenzelle zu einer anderen Nervenzelle weitergeben, verstärken oder modulieren. Dabei geht es immer um komplexe Systeme, die von tageszeitlichen, geschlechtsspezifischen, stimmungs-, krankheits- oder altersbedingten Faktoren abhängig sind.

Glutamat

Im Innenohr haben wir als wichtigen Neurotransmitter für die Signalübertragung Glutamat bereits kennengelernt. Die schnelle Kommunikation innerhalb des Nervensystems beruht neben Glutamat für die Aktivierung bestimmter Ionenkanäle auf der Gamma-Aminobuttersäure (GABA) und auf Glycin für hemmende Einflüsse.

Acetylcholin

Acetylcholin wurde 1921 als erster Neurotransmitter durch den Pharmakologen Otto Loewi (1873–1961) entdeckt, der ihn als Vagusstoff bezeichnete. Erst später wurde der Botenstoff durch den britischen Biochemiker Henry Dale (1875–1968) als Acetylcholin benannt. Er bewirkt die Kontraktion von Muskeln und wird zwischen Nerv und Muskel freigesetzt. Im Gehirn ist Acetylcholin in weiten Gebieten des Mittel- und Großhirns aktiv.

Dieser Botenstoff ist wichtig zur Weiterleitung von Informationen, ebenso für das Lernen und die Anpassungsfähigkeit unseres Gehirns bis in hohe Lebensjahre – das nennt man Neuroplastizität. Auch für unsere Aufmerksamkeit und die Regulierung des Schlaf-wach-Rhythmus spielt er eine Rolle.

Serotonin

Serotonin verfügt über die Eigenschaft, die Spannung bzw. den Tonus in Blutgefäßen zu regulieren. Es kommt im Herzkreislaufsystem, im Darm und auch im zentralen Nervensystem vor. Serotonin beeinflusst das Gemüt, den Schlaf-wach-Rhythmus und das Schmerzempfinden. Vielen ist es als Glückshormon bekannt, weil es das Wohlbefinden fördern, entspannen, den Schlaf sowie das Gedächtnis verbessern kann.

Andersherum kann ein Serotoninmangel zu Niedergeschlagenheit, Angst und aggressivem Verhalten führen. Entsprechend sind Medikamente, die selektiv die Wiederaufnahme von Serotonin hemmen, wirksam in der Therapie von Depressionen und Angststörungen. Zu viel Serotonin kann sich allerdings ebenfalls negativ auswirken (z. B. Übererregbarkeit, Halluzinationen).

Bei depressiven Verstimmungen, einer schwergradigen Betroffenheit durch einen Tinnitus sowie bei einer Geräuschüberempfindlichkeit mit psychischer Begleiterkrankung ist die medikamentöse Beeinflussung des Serotoninspiegels im Gehirn eine gute Therapiemöglichkeit.

Bei einer Geräuschüberempfindlichkeit mit psychischer Begleiterkrankung ist die medikamentöse Beeinflussung des Serotoninspiegels eine gute Therapiemöglichkeit.

Dopamin

Dopamin wird wie die bekannten Botenstoffe Adrenalin und Noradrenalin aus einer bestimmten Aminosäure, dem Eiweißbaustein Tyrosin, gebildet. Es ist wichtig für willkürliche Bewegungen. Ein Mangel besteht z. B. beim Morbus Parkinson. Dopamin fördert die Wachheit, das Selbstwertgefühl, unsere Motivation und ist wichtig für die Steuerung unseres Verhaltens. Doch auch hier ist zu viel ungesund: Steht Dopamin im Gehirn im Übermaß zur Verfügung, führt dies zu übersteigerter Wachheit, und die wichtige Erholung wird unterdrückt.

Das Beispiel Dopamin zeigt: Über Synapsen werden Signale von Neuron zu Neuron weitergeleitet, sodass komplexe Handlungen, Stimmungen und Gefühle beeinflusst werden. Die Übertragung an der Synapse funktioniert durch Neurotransmitter.

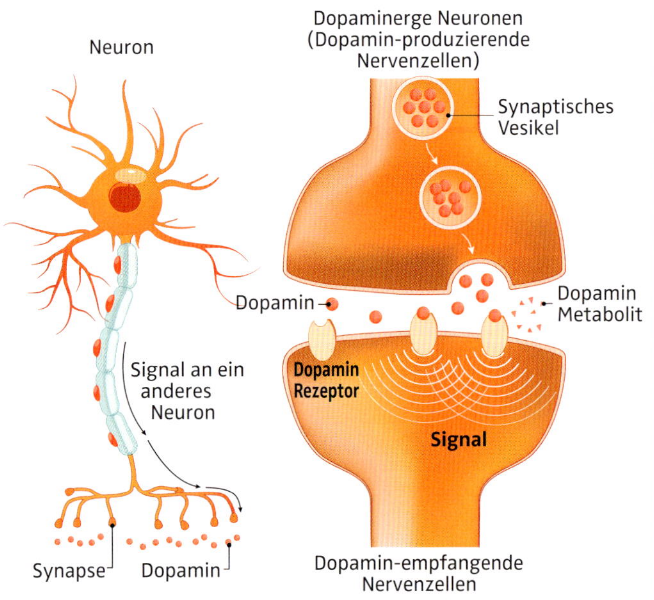

Wachheit, Konzentration, Aufmerksamkeit sind auch für gutes Hören, Zuhören und Verstehen wichtig. Wie Serotonin ist Dopamin ebenfalls für die Stimmungsregulierung relevant. Zur Therapie von Verstimmungszuständen werden z. B. durch Johanniskrautpräparate neben dem Serotonin auch das Dopamin und Noradrenalin hochreguliert. Als chemische Psychopharmaka bewirken dies die Hemmer der sogenannten Monoaminoxydasen, die als Enzyme die drei genannten Botenstoffe abbauen. Die entsprechenden Medikamente werden MAO-Hemmer genannt.

Oxytocin

Oxytocin wird, wie Serotonin und Dopamin, als Endorphin bzw. Glückshormon bezeichnet. Endorphine werden von der Hirnanhangdrüse (Hypophyse) und im Hypothalamus – einem Teil des Zwischenhirns – gebildet. Als körpereigene Morphine können sie

Schmerzen lindern oder unterdrücken. Sie werden deswegen von unserem Organismus in Notfallsituationen akut ausgeschüttet. Ein Grund, warum wir z. B. die Schmerzen eines Unfalls oft erst zeitverzögert spüren.

Wie die anderen Glückshormone kann dieser Botenstoff durch alles stimuliert werden, was uns Freude bereitet, z. B. durch Waldbaden (siehe Seite 111). Bei diesem achtsamen Aufenthalt im Wald wird mit allen Sinnen die Natur bewusst wahrgenommen, Bäume werden umarmt. Diese Erholung stärkt das Immunsystem, wirkt entspannend, senkt den Blutdruck und die Herzfrequenz. Kognitive Funktionen wie Aufmerksamkeit und Konzentration werden verbessert und allgemein antidepressive Effekte wirksam.

Glückshormone sind wichtig für die Stimmungsregulierung und können durch Medikamente, aber auch freudvolle Aktivitäten beeinflusst werden.

Empfindungen sind einzigartig

Thomas Bayes lebte von 1701 bis 1761 in England. Er war Pfarrer, Philosoph und Mathematiker, und wir verdanken ihm die Formeln für die bedingte Wahrscheinlichkeit zweier Ereignisse A und B. Diese wird berechnet durch die Wahrscheinlichkeit von A, dass B eingetreten ist, und durch die Wahrscheinlichkeit von B, dass A eingetreten ist.

Das bayesianische Gehirnmodell erklärt, warum scheinbar gleiche Ereignisse, wie z. B. das Auftreten einer Geräuschüberempfindlichkeit, völlig unterschiedlich wahrgenommen und bewertet werden können.

Diese bedingte Wahrscheinlichkeit wird als das bayesianische Gehirnmodell bezeichnet. Sie erklärt gut die Arbeitsweise unseres Gehirns, denn: Das Modell macht deutlich, dass scheinbar gleiche Ereignisse, wie z. B. das Auftreten einer Geräuschüberempfindlichkeit oder von Ohrgeräuschen, völlig unterschiedlich und sehr individuell wahrgenommen und bewertet werden können.

Fortlaufend werden unsere Sinne mit den unterschiedlichsten Informationen und Reizen bombardiert. Um dieses Chaos zu ordnen und zu verstehen, muss das Gehirn neu eintreffende Sinnesreize in bestehende Strukturen integrieren. Es findet also permanent ein wechselseitiger Abgleich statt: Im bayesianischen Modell erscheint die gerade individuell wahrgenommene Welt als ein Produkt der aktuellen Wahrnehmungen in Abhängigkeit aller früheren Wahrnehmungen, Bewertungen und Erfahrungen – einschließlich aller ererbten und in Erzählungen von Eltern oder Großeltern übernommenen, kulturellen oder nationalen Wahrnehmungs- und Denkmustern.

Durch die bayesianische Gehirnhypothese lassen sich auch die Mechanismen psychischer Krankheiten erklären: Werden eigene Vorhersagen nicht bestätigt oder entwickeln sich Ereignisse in meiner Welt anders als ich möchte und für wahrscheinlich gehalten habe, dann kann ich aus meinem Kompetenzmodus fallen. Mit anderen Worten: Ich bin nicht mehr fähig, in meinem eigenen Sinne zu agieren. Im Überlebensmodus reagiere ich gestresst, z. B. mit Abneigung, Ärger, Hass und in der Aktion auch verhaltensgestört mit Aggression. Selbst dann, wenn dafür keinerlei äußere Anlässe vorliegen. Je weiter ich mich deswegen beispielsweise in eine Depression und/oder Angst resigniert zurückziehe, umso bedrohlicher werde ich mitunter Ereignisse wie eine Geräuschüberempfindlichkeit erleben.

Sie sind mit Ihrer Geräuschüberempfindlichkeit absolut einzigartig, denn Ihre Empfindungen sind das Ergebnis Ihrer ganz persönlichen Erfahrungen.

Für Sie und Ihre Geräuschüberempfindlichkeit bedeutet das: Sie sind mit Ihren Empfindungen absolut einzigartig, denn Ihre Empfindungen sind das Ergebnis Ihrer ganz persönlichen Wahrnehmungen, Bewertungen und Erfahrungen. Wenn zwei Menschen beispielsweise eine Misophonie haben, ist es also noch lange nicht dasselbe. Dann kann es sein, dass der eine stark darunter leidet, und der andere besser damit zurechtkommt. Demensprechend individuell muss folglich die Therapie sein.

Arten von Geräuschüberempfindlichkeiten

Unter Geräuschüberempfindlichkeit wird ganz allgemein eine rein subjektive Empfindlichkeit bezeichnet, die sich auf Geräusche bezieht, die eine gesunde Person nicht stören würden. Allein in Deutschland leiden etwa 800.000 Menschen an einer behandlungsbedürftigen Geräuschüberempfindlichkeit.

Geräuschüberempfindlichkeit kann nicht immer klar von der Fehlhörigkeit abgegrenzt werden. Diese Beeinträchtigung des Hörens wird auch mit dem Überbegriff Dysakusis bezeichnet. Wer unter Fehlhörigkeit leidet, nimmt Sprache ungenau, verzerrt oder echohaft wahr. Zu dieser Fehlhörigkeit gehört eine Schwerhörigkeit bis hin zur Gehörlosigkeit, aber z. B. auch die Überempfindlichkeit auf Geräusche oder schmerzhafte akustische Wahrnehmungen.

Nach Angaben des Deutschen Schwerhörigenbundes e.V. gibt es in Deutschland ca. 80.000 Menschen mit Gehörlosigkeit und 16 Millionen Schwerhörige. Zahlreiche Ohrerkrankungen können ebenfalls zur Dysakusis führen, z. B. eine Mittelohrentzündung mit Innenohrschädigung, ein Hörsturz oder die Altersschwerhörigkeit. Aber auch zentrale Störungen im Gehirn oder psychische Ursachen sind für Veränderungen des Hörens denkbar.

Hyperakusis – die generelle Empfindlichkeit gegenüber Geräuschen

Als erster Arzt und Autor beschrieb Sigmund Freud (1856–1939) in seiner Publikation zur Angstneurose das Symptom der gesteigerten allgemeinen Reizbarkeit durch eine Überempfindlichkeit gegen Geräusche, die er „Gehörhyperästhesie" nannte.

Hyperakusis ist eine generelle Empfindlichkeit des Hörsystems gegenüber Umweltgeräuschen.

Der bekannte Begründer der Psychoanalyse vermutete einen starken Zusammenhang zwischen Angst und Depression mit Hyperakusis und erklärte dies mit der „innigen Beziehung" zwischen Höreindrücken und Erschrecken. Als weitere Symptome nannte er die „ängstliche Erwartung“ und den „Angstanfall“, also die Panikattacke mit der „Vorstellung der Lebensvernichtung“. Dies gekoppelt mit der Störung einer oder mehrerer Körperfunktionen, z. B. mit Herzrasen, Herzschmerzen, Hyperventilation oder Atemnot.

Die Hyperakusis ist heute definiert als eine ungewöhnliche, allgemeine Intoleranz gegenüber normalen Umgebungsgeräuschen, einhergehend mit einer überwiegend auf beiden Ohren empfundenen Unbehaglichkeitsschwelle bei Lautstärken unterhalb 90 dB über alle Frequenzen menschlicher Hörwahrnehmung hinweg. Wir erinnern uns: Benzinrasenmäher, Bohrmaschine oder das Knallen einer Tür fallen in diesen Bereich.

Das Recruitment – zu Deutsch „Lautheitsausgleich“ – ist ein psychoakustisches Phänomen, das bei Erkrankungen im Innenohr auftritt.

Liegt hingegen bei einer Innenohrschwerhörigkeit ein krankhafter Lautheitsanstieg nur bei jenen Frequenzen vor, bei denen die Hörschwelle abgesunken ist, spricht man vom sogenannten Recruitment. Der fehlende Lautheitsausgleich ist dabei auf die Schädigung von äußeren Haarzellen im Innenohr zurückzuführen.

Die Häufigkeit von Hyperakusis in der gesamten Bevölkerung wird durchschnittlich mit acht Prozent angegeben. Bei Menschen mit Tinnitus, die häufig zusätzlich unter Hyperakusis leiden, in verschiedenen Studien sogar mit 40 bis 86 Prozent. Dabei geht die Geräuschüberempfindlichkeit dem Tinnitus oft um bis zu zehn Jahre voraus, kann aber auch zeitgleich oder Wochen bis Monate danach auftreten. Je schwerer sie ist, desto stärker kann ein Tinnitus empfunden werden – und desto wahrscheinlicher sind zusätzlich auch psychische Erkrankungen.

In extremen Fällen kann eine Geräuschüberempfindlichkeit so weit gehen, dass alles Hören als schmerzhaft empfunden wird.

In extremen Fällen kann eine Geräuschüberempfindlichkeit so weit gehen, dass alles Hören als schmerzhaft empfunden wird. Einschließlich Atemgeräuschen und der Sprache anderer oder sogar der eigenen Sprache. Letzteres bezeichnet man als Hyperakusis dolorosa. Auch eine gleichzeitige Lichtüberempfindlichkeit ist möglich, beispielsweise wird Halogenlicht nicht vertragen oder auch in geschlossenen Räumen eine Sonnenbrille getragen.

Wer betroffen ist, flüstert mitunter auch im Arztgespräch und erschrickt bei jedem unerwarteten Geräusch, z. B. einem vorbeifahrenden Auto. Andere berichten, dass sie Strahlungen, zum Beispiel des Mobilfunks, nicht ertragen. Viele Betroffene machen sich große Sorgen, wie sie noch weiterleben können. Eine psychosomatische Behandlung kann dann sinnvoll sein. Von der allgemeinen Geräuschüberempfindlichkeit abzugrenzen sind dabei spezifische Formen wie die Phonophobie und Misophonie.

Misophonie – der Hass auf Geräusche

Der Begriff der Misophonie (griech. misos = Hass, phone = Stimme, Geräusch) geht auf die beiden amerikanischen Neurowissenschaftler Margaret und Pawel Jastreboff zurück. Während bei der Phonophobie (siehe Seite 29) durch bestimmte Geräusche Angst ausgelöst wird, sind es bei der Misophonie Abneigung, Wut, Ärger oder Hass. Diese werden durch Konditionierung aktiviert.

Als Konditionierung bezeichnet man den Vorgang, bei dem sich ein Mensch eine bestimmte Verhaltensweise durch einen Lernprozess aneignet. Konditionierung findet besonders prägend in unserer Kindheit statt, sie ist jedoch auch später im Alltag allgegenwärtig und maßgeblich an unserer Persönlichkeitsentwicklung beteiligt. Im folgenden Beispiel des Gemeindepfarrers wird deutlich, dass die Konditionierung durch eine Situation der allgemeinen Überforderung ausgelöst wurde:

Können kombiniert miteinander auftreten: Hyperakusis, Phonophobie und Misophonie sowie ein Tinnitus.

Fallbericht 1: Der Verlust der Ruhe

Ein 57-jähriger evangelischer Gemeindepfarrer konsultiert mich wegen seiner Geräuschüberempfindlichkeit, vor allem der großen Abneigung gegen Musik, die plötzlich aufgetreten war. Speziell das sonntägliche Orgelspiel könne er nicht mehr ertragen, erzählt er. Er hasse es geradezu. Für ihn stehe dadurch auch seine Existenz als Pfarrer auf dem Spiel. Dabei liebe er seinen Beruf und sei auch glücklich mit seiner Frau und den beiden Töchtern. Die HNO-ärztliche Untersuchung ist unauffällig, die Hörschwelle im Reintonaudiogramm altersentsprechend normal. Im speziellen Geräuschüberempfindlichkeitsfragebogen finde ich eine mittelgradige Betroffenheit. Es besteht keine Depression oder Angststörung. Die Diagnosen lauten Hyperakusis und Misophonie. Mein Behandlungsauftrag: Musik – speziell Orgelmusik – wieder problemlos hören zu können.

In der Therapie entlaste ich den Pfarrer zunächst von der Notwendigkeit, im Gottesdienst Orgelmusik spielen zu lassen. Es gibt viele andere Möglichkeiten, wie Gesang oder Musizieren von Kindern der Musikschule. Er sei der Chef im Gottesdienst und könne den Ablauf bestimmen, ermutige ich ihn. Dieses Gefühl der Macht zur Entscheidung tut ihm sichtlich gut.

Er lernt weiterhin das autogene Training (siehe Seite 116) und führt es dreimal täglich durch. Auch im Gottesdienst während des Orgelspiels übt er dieses Entspannungsverfahren. Ein weiterer Behandlungsbaustein: die Ohrakupunktur. Die Liebe zur Musik, die für ihn eine wichtige Ressource war, wird schließlich wieder geweckt, als ich während der ersten Akupunktursitzung leise das Klavierkonzert Nr. 14 in Es-Dur von Wolfgang Amadeus Mozart laufen lasse. Auf meine Nachfrage, wie ihm die Musik gefallen habe, sagte er: „Das war schön, aber zu leise."

In einem weiteren Schritt geht der Pfarrer auf meinen Vorschlag ein, seine Gitarre vom Dachboden zu holen und selbst wieder zu musizieren. Alle diese Maßnahmen bringen ihm etwas Linderung. Doch der Schlüssel zum nachhaltigen Erfolg ist schließlich das Erkennen einer unbewussten Problematik, die erst durch eine Hypnotherapiesitzung zutage kommt. Dabei wird er aufgefordert, sich in einem dreidimensionalen Raum zu wünschen, was er jetzt gerade in den sechs Richtungen neben sich, über und unter sowie vor und hinter sich sehen will.

Er sieht in der Hypnose rechts neben sich seine Ehefrau, links seinen Lehnstuhl, hinter sich nochmals seinen Lehnstuhl, unter sich einen ruhigen blauen Ozean, über sich einen sonnigen, blauen Himmel und vor sich seine Gemeinde im Gottesdienst. Was er nicht sieht, sind seine beiden Kinder. Auf die Frage, wo diese geblieben seien, antwortet er: „Die sind doch viel zu unruhig." Mir war klar: Offensichtlich hat diesen Patienten der Verlust der Ruhe durch seine Pflichten als Gemeindepfarrer, Ehemann und Vater zweier Mädchen in eine Überforderung und fast in einen Burnout geführt. Da er sich dies nicht eingestehen konnte, wurde die Musik – und besonders Orgelmusik – als unerträglich wahrgenommen. Ein Ventil seiner Überforderung.

In der Hypnose sieht er als geschützten Ort der Erholung („safe place") seinen Lehnstuhl. Als Gegenkonditionierung arbeite ich mit wunderbaren Mozartkonzerten. Im weiteren Verlauf der Behandlung wird sein kleines Büro im Pfarrhaus, wo der Lehnstuhl steht, als Oase und Ort der Ruhe, Entspannung und Erholung definiert. Ein Ort, an dem ihn auch seine Frau und seine Kinder nicht stören dürfen – es ist sein safe place.

Wir können die Therapie nach drei Behandlungen abschließen. Durch das Erkennen der Zusammenhänge und der neu gefundenen Ruhe und Sicherheit an seinem safe place hat mein Patient keine Probleme mehr mit dem Orgelspiel im Gottesdienst. Auch Musik kann er wieder genussvoll hören. Besondere Freude hat er an seiner alten Gitarre, die er nun auch im Religions- und Konfirmandenunterricht nutzt.

Viele Geräusche können durch entsprechende Konditionierung eine Misophonie auslösen. Häufig sind es Essensgeräusche wie Kauen,

Viele Geräusche können durch entsprechende Konditionierung eine Misophonie auslösen.

Schmatzen oder Schlürfen. Weiterhin Knirschen, Geräusche in der Küche mit Besteck, Töpfen und Geschirr oder auch das Ein- und Ausräumen einer Geschirrspülmaschine. Atemgeräusche, die Nase schnäuzen, ein Räuspern, Hüsteln, Kratzen, Scharren, Fingerknacken und Schnippen sind weitere Beispiele.

In der misophonischen Emotion kann, wie Sie vielleicht an sich selbst schon erfahren haben, die Selbstkontrolle verloren gehen. Man kann praktisch nichts gegen die aufkommende Reaktion aus Wut oder Hass tun, da diese wie eine automatische Stressreaktion abläuft.

Betroffene sind sich ihrer unangemessenen Reaktionen und der unangebrachten Gefühle hinsichtlich des Misophoniegeräusches durchaus bewusst, und diese Tatsache stresst zusätzlich. Es entsteht ein Teufelskreis, der zunehmend die Lebensqualität mindert. Die auslösenden Situationen werden deswegen vermieden, was oft bis in die soziale Isolation führen kann.

Wichtig in der begleitenden Psychotherapie sind Gegenkonditionierungen durch Suggestion angenehmer, ähnlicher Geräusche, verbunden mit harmonischen, positiv bewerteten Situationen. Der Begriff Suggestion, wie er Ihnen vermutlich geläufig ist, bezeichnet die subtile manipulative Beeinflussung anderer. Die Psychologie verwendet den Begriff etwas anders, nämlich im Sinne einer Beeinflussungsform von Fühlen, Denken und Handeln.

Für den nachhaltigen Erfolg entscheidend ist immer das Erkennen und Beseitigen der psychischen Ursachen.

Es findet also quasi ein Umlernen statt. So kann z. B. das Triggergeräusch einer knisternden Chipstüte, die sofort Ekel und Hass hervorrufen würde, mit dem Knistern eines abendlichen Kamin- oder Lagerfeuers verbunden werden. Ist das Abknipsen von Fingernägeln unangenehm, können stattdessen das Hufgetrappel beim Reiten durch den Wald oder eine Parklandschaft suggeriert werden.

Phonophobie – die Angst vor bestimmten Geräuschen

Die Phonophobie (griech. phone = Geräusch, Stimme, phobos = Furcht, Angst) ist eine spezifische Angststörung, die durch Intoleranz gegenüber bestimmten Geräuschen gekennzeichnet ist.

Bei der Phonophobie stören nicht die Lautheit von Geräuschen oder ihr Frequenzspektrum generell, sondern es sind ganz bestimmte Geräusche, die Angst auslösen. Dazu kommt es wieder durch Konditionierung. Das heißt, bestimmte Geräusche werden unbewusst mit negativen oder traumatischen Ereignissen verbunden. Dies können auch Demütigungen, Enttäuschungen, Niederlagen oder Verluste wie der Tod eines nahestehenden Menschen sein.

Wann immer die betreffenden Geräusche gehört werden, wird man unbewusst in die unangenehme, auslösende Situation zurückversetzt. Hier kann nach Aufklärung der Ursachen auch eine kognitive Verhaltenstherapie weiterhelfen (siehe Seite 87), wie auch der folgende Fallbericht aus meiner Praxis zeigt:

Fallbericht 2: Die Angst einer Mittelstürmerin vor Vogelgezwitscher

Eine 30-jährige Frau ist schon seit zwei Jahren arbeitsunfähig. Sie lebt allein und verlässt die meist durch Jalousien abgedunkelte Wohnung nur selten. Von Beruf ist sie Postangestellte, in ihrer Freizeit spielte sie früher Fußball und war als Mittelstürmerin erfolgreich. Dass sie nun kaum noch die Wohnung verlässt, liegt an ihrer panischen Angst vor Vögeln bzw. Vogelgezwitscher.

Der ohrenärztliche Befund ist bei dieser Patientin völlig unauffällig. Ihr Hörvermögen ist sehr gut. In einer rückführenden Hypnose wird jedoch ein sehr traumatisches Ereignis in der Kindheit erinnert: Die Patientin wurde damals von ihrem Onkel sexuell missbraucht und nahm seine schmatzenden, zwitschernden Geräusche wie Vogelgezwitscher wahr. Diese unbewusste Konditionierung hat Jahre später, wahrscheinlich ausgelöst durch freundschaftliche Avancen eines Kollegen, zur Phonophobie geführt. Das ursächliche Ereignis hat sie bislang niemandem berichtet, sondern in ihr Unterbewusstsein verdrängt. Mit der Bewusstwerdung dieses Traumas und dem Erkennen der damit verbundenen negativen Konditionierung auf Vogelgezwitscher ist die Grundlage für eine psychotherapeutische Aufarbeitung geschaffen.

Dabei gelingt es in der Hypnose sogar, das Vogelgezwitscher durch eine Gegenkonditionierung positiv zu bewerten. Diese besteht in einem entspannten Waldspaziergang mit Beobachtung der Vögel – darin, diese fliegen zu sehen, die Vogelstimmen zu hören und zu unterscheiden. Oder auch einen Fußball zu jonglieren und gegen eine Eiche zu kicken, während im Hintergrund Vogelstimmen zu hören sind. Durch diese Gegenkonditionierung besteht rasch keine Notwendigkeit mehr für die einsame Zuflucht in die als sicherer Ort empfundene Wohnung. Begegnungen mit Mitmenschen, insbesondere Männern, müssen nicht mehr vermieden werden. Die Patientin hat ihre Phonophobie innerhalb von drei Monaten überwunden und konnte auch wieder ihrer Arbeit nachgehen.

Tinnitus – Geräusche in Ohr oder Kopf

Geräuschüberempfindlichkeit geht häufig mit Tinnitus, Hörverlust und Gleichgewichtsstörungen einher.

Sie haben es weiter oben schon gelesen: Häufig gehen mit einer Geräuschüberempfindlichkeit auch ein Tinnitus, Hörverlust und Gleichgewichtsstörungen einher. Die Hyperakusis ist häufige Begleiterscheinung eines Tinnitus, kann also nicht nur als alleinstehendes Krankheitsbild, sondern auch als Suberkrankung auftreten.

Tinnitus – aus dem Lateinischen übersetzt: das Klingeln – beschreibt die Wahrnehmung von Geräuschen in Ohr oder Kopf. Laut einer wissenschaftlichen Studie, die zwischen 2017 und 2018 repräsentativ in zwölf europäischen Ländern durchgeführt wurde, sind 14,7 Prozent der Menschen in Europa von Tinnitus betroffen. Dabei lag der Durchschnitt in dieser Studie bei Frauen mit 15,2 Prozent etwas höher als bei den Männern mit 14,0 Prozent.

Subjektiver und objektiver Tinnitus

Zu unterscheiden sind der subjektive und der objektive Tinnitus. Der objektive Tinnitus wird durch eine im Ohr oder Körper vorhandene Schallquelle hervorgerufen, z. B. durch Strömungsgeräusche bei Engstellen in der Halsschlagader oder bei einem Herzklappenfehler. Auch auf das Klicken einer künstlichen Herzklappe ist zu achten.

Es kann sich aber auch um muskuläre Geräuschquellen handeln, z. B. um krampfhafte Verspannungen der Mittelohrmuskeln, der Eustachischen Röhre (Ohrtrompete), die das Mittelohr mit dem Nasenrachenraum verbindet, oder der Schlundmuskulatur. Ferner können arterio-venöse Fisteln einen objektiven Tinnitus hervorrufen. Dabei handelt es sich um krankhafte Verbindungen zwischen Arterien und Venen am Hals oder auch im Schädel.

Beim häufigeren subjektiven Tinnitus kann keine solche körpereigene Schallquelle identifiziert werden. Die Ursache ist eine anomale Aktivität im auditorischen System, das für die Wahrnehmung von Höreindrücken zuständig ist. Möglich sind Ursachen im Gehörgang (Schmalzpropf, Entzündungen), im Mittelohr (Trommelfelldefekt, Entzündungen, Unterbrechung oder eingeschränkte Beweglichkeit der Gehörknöchelchenkette, Ruptur des runden Fensters) oder im Innenohr (Innenohrschwerhörigkeit).

In 80 bis 90 Prozent der Fälle wird ein Hörverlust mit Schäden an der Hörschnecke des Innenohres (cochleäre Schäden) angenommen. Dabei führt der entstehende verminderte Informationsfluss zu einer entsprechend geringen Spontanaktivität im Hörnerv.

Tinnitus ist meistens die Folge einer Schädigung des Innenohrs.

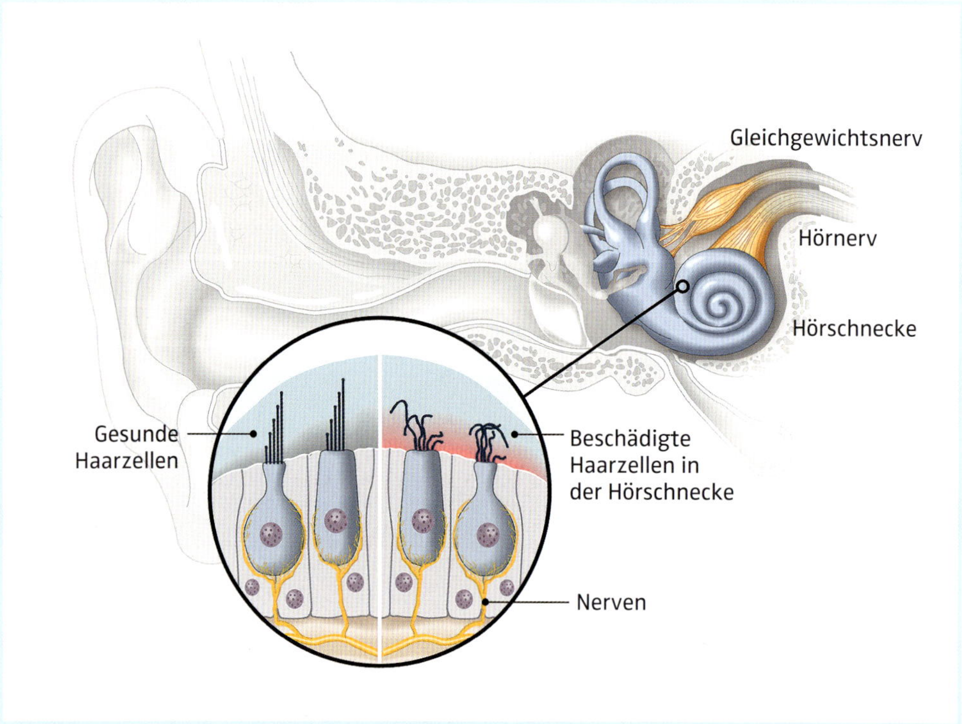

Tinnitus: Schon kleinste Störungen im Hörsystem, zum Beispiel an den Hörsinneszellen, können die komplizierte Hörverarbeitung durcheinanderbringen. Dann werden Höreindrücke mitunter fehlerhaft weitergegeben.

Akut, subakut oder chronisch

Je nach Dauer wird ein Tinnitus als akut, subakut oder chronisch bezeichnet. Subakut ist das Ohrgeräusch, wenn es zwischen drei und sechs Monaten andauert. Ein chronischer Tinnitus besteht bereits länger als sechs Monate. Die Frequenz der Wahrnehmung des Tinnitus liegt meist im Bereich der Frequenz des größten Hörverlusts.

In zehn Prozent der Fälle lässt sich in der audiometrischen Hörprüfung sowie durch bildgebende Verfahren kein Hörschaden nachweisen. Es müssen also auch andere Faktoren bei der Entstehung der Ohrgeräusche eine Rolle spielen. Dies können z. B. Dysfunktionen der Kiefergelenke sein, des Kopfgelenks und der oberen Halswirbelsäule mit einem erhöhten Muskeltonus. In 20 Prozent der Fälle liegen auch psychosomatische bzw. psychische Belastungen und Erkrankungen vor. Viele Menschen mit einem Tinnitus sind gestresst, depressiv, ängstlich, haben Konzentrationsschwierigkeit oder leiden unter Schlafstörungen. Alle diese Faktoren beeinträchtigen die Lebensqualität und natürlich auch das gute Hören.

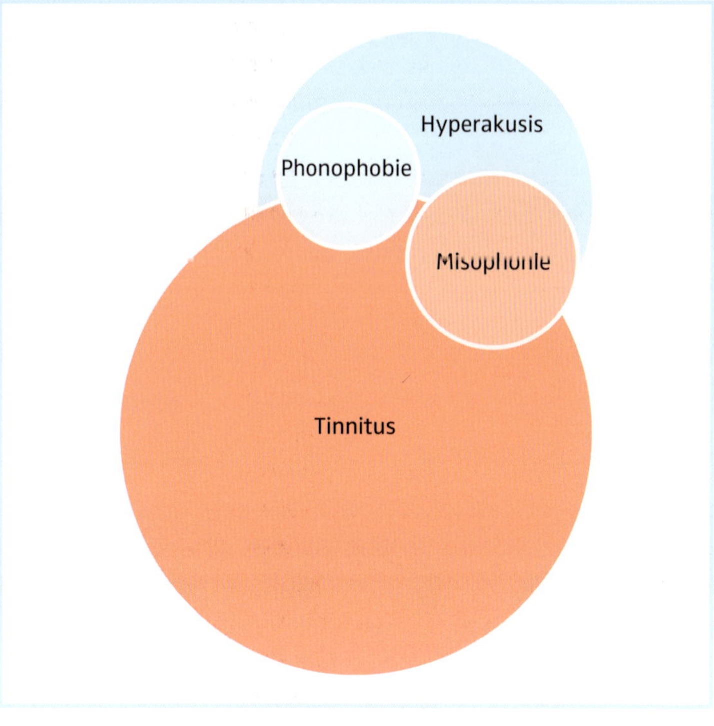

Hyperakusis, Misophonie und Phonophobie sind verschiedene Gesichter der Geräuschempfindlichkeit, unter der häufig – aber nicht nur – Menschen mit einem Tinnitus leiden.

Schwerhörigkeit – eingeschränktes Hörvermögen

Auch bei Schwerhörigkeit tritt die Hyperakusis häufig als Suberkrankung auf. Die Weltgesundheitsorganisation (WHO) definiert Schwerhörigkeit als Hörverlust in verschiedenen Graden. Grundlage bildet die Tonaudiometrie als am häufigsten verwendete Methode zur Bestimmung des Hörvermögens. Hierbei werden Töne bestimmter Frequenzen – mindestens von 125 bis 8000 Hz – mit zunehmender Lautstärke präsentiert. Die Testperson gibt an, ab wann die Töne wahrnehmbar sind.

Zur Beurteilung des Schweregrades wird der Hörverlust von vier Frequenzen betrachtet: 500, 1000, 2000 und 4000 Hz. Aus diesen vier Werten wird der Mittelwert berechnet. Beträgt dieser 25 dB oder weniger, liegt keine Schwerhörigkeit vor. Weiterhin werden folgende Schweregrade unterschieden:

- Hörverlust 26–40 dB: leichtgradige Schwerhörigkeit (WHO 1)
- Hörverlust 41–60 dB: mittelgradige Schwerhörigkeit (WHO 2)
- Hörverlust 61–80 dB: hochgradige Schwerhörigkeit (WHO 3)
- Hörverlust ab 81 dB: an Taubheit grenzende Schwerhörigkeit (WHO 4 = Resthörvermögen)
- Eine Gehörlosigkeit liegt vor, wenn bis 120 dB kein Hörvermögen mehr messbar ist.

Eine Gehörlosigkeit liegt vor, wenn bis 120 dB kein Hörvermögen mehr messbar ist.

Neben der Tonaudiometrie ist die ohrenärztliche Untersuchung wichtig, um mögliche Ursachen einer Schwerhörigkeit abzuklären. Alle Einschränkungen des Hörvermögens sollten rasch diagnostiziert und behandelt werden, um bleibenden Schäden bzw. einer chronischen Schwerhörigkeit vorzubeugen. Besonders ist z. B. bei Menschen, die im Lärm arbeiten, auf eine ausreichende Vorsorge mit adäquatem Gehörschutz zu achten. Gleiches gilt bei gehörschädigendem Lärm in der Freizeit, z. B. beim Musizieren in einem Orchester oder beim Besuch einer Diskothek.

Eine Altersschwerhörigkeit (Presbyakusis) führt in vielen Fällen zu verminderter Lebensqualität und zu einer Vereinsamung. In wissenschaftlichen Untersuchungen ist belegt, dass die Degeneration und das Sterben der Haarzellen im Innenohr einen Risikofaktor für Depression und Demenz darstellen. Gleiches gilt für die durch Alterung des Gehirns bedingte Altersschwerhörigkeit, beides kann auch die Lebenszeit verkürzen.

Hörsturz – der akute Hörverlust

Eine plötzliche und ohne erkennbare Ursache auftretende Schwerhörigkeit ist meistens einseitig, kann jedoch in seltenen Fällen beide Ohren betreffen. Zusammen mit dem Hörsturz kann ein Ohrgeräusch auftreten, auch eine gleichzeitige Geräuschüberempfindlichkeit im Bereich der geschädigten Frequenzen ist möglich.

Als Ursache werden in der Wissenschaft u. a. lokale Durchblutungsstörungen des Hörorgans diskutiert. Dadurch kommt es zu einem kurzzeitigen oder bleibenden Zusammenbruch der Energieversorgung des Innenohres und damit zum empfundenen Hörsturz. Da das Innenohr durch nur eine Endarterie mit Blut versorgt wird, ist es für Durchblutungsstörungen besonders anfällig.

Häufig kommt es zu einer spontanen Erholung durch die körpereigenen Selbstheilungsvorgänge des Innenohres. Bleiben die Beschwerden jedoch länger als 24 Stunden bestehen, sollte möglichst rasch eine ohrenärztliche Abklärung stattfinden. Häufig spielt negativer Stress eine ursächliche Rolle.

Ein akuter Hörverlust, der länger als 24 Stunden besteht, sollte ohrenärztlich untersucht und behandelt werden.

Bei einem Hörsturz liegt eine Schädigung der äußeren und/oder der inneren Haarzellen vor, die reversibel, also umkehrbar, oder irreversibel (bei Zelltod) sein kann. Finden sich in diesen Fällen bei der Hörprüfung wiederholt auftretende Hörminderungen im tiefen Frequenzbereich, liegt jedoch meist kein Hörsturz vor, sondern ein Morbus Menière. Diese Innenohrerkrankung ist nach dem Pariser Ohrenarzt Prosper Menière (1799–1862) benannt, der sie mit den drei Symptomen Tinnitus, plötzliche Hörminderung und anfallsartiger Schwindel beschrieb.

Krankheitsursache ist meist die zu starke Bildung von Lymphflüssigkeit im Innenohr, der sogenannten Endolymphe. In der Folge kommt es zu einem Überdruck. Dies kann zu feinen Rissen von Membranen führen, welche die Flüssigkeiten im Innenohr normalerweise trennen. Der anfallsartige Schwindel ist meist ein Drehschwindel mit dem Gefühl, dass sich die Welt um einen nach rechts oder links dreht. Möglich ist auch ein Schwankschwindel.

Typisch dabei ist das Gefühl, nach rechts, links oder ungerichtet – mal in die eine, mal in die andere Richtung – gezogen zu werden oder zu fallen.

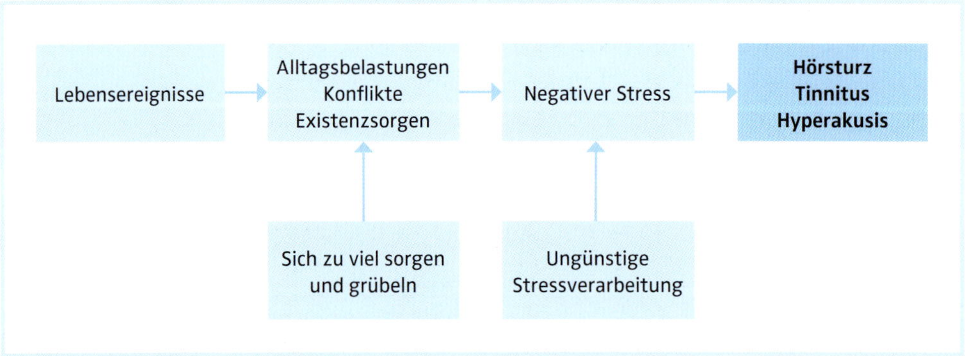

Der Hörsturz: Häufig spielt negativer Stress eine ursächliche Rolle.

Diplakusis – doppeltes Hören

Auch doppeltes Hören ist möglich, die Diplakusis. Das bedeutet, dass Töne bzw. Geräusche auf einem oder beiden Ohren in der Frequenz, der Intensität oder auf der Zeitachse anders wahrgenommen werden. Wird z. B. ein Ton auf einem Ohr zeitverzögert wahrgenommen, klingt es im eigenen Kopf wie ein Echo. Die eigene Stimme wird verzerrt wahrgenommen.

Ursache für die Diplakusis ist eine ein- oder beidseitige Schwerhörigkeit, die meist auf einem Ohr stärker ausgeprägt ist.

Ursache für die Diplakusis ist eine ein- oder beidseitige Schwerhörigkeit, die dann meist auch auf einem Ohr stärker ausgeprägt ist. Ein Hörsturz, eine akute Schwerhörigkeit in einem Anfall von Morbus Menière und eine damit verbundene Geräuschüberempfindlichkeit, werden ebenfalls häufig von einer Diplakusis auf dem betroffenen Ohr begleitet.

Akustische Halluzination – Sinnestäuschung im Bereich des Hörens

Akustische Halluzinationen sind Sinnestäuschungen im Bereich des Hörens, die auch spontan auftreten können, und insbesondere von einem Tinnitus als Ohr- oder Kopfgeräusch abgegrenzt werden müssen: Während Tinnitus wie ein Pfeifen oder als komplexes rauschendes Geräusch wahrgenommen wird, werden akustische Halluzinationen in Akoasmen und Phoneme unterteilt. Akoasmen sind Geräuschtäuschungen wie Brummen, Knacken, Knallen, Wispern oder Zischen. Sprachliche Halluzinationen werden als Phoneme bezeichnet, ein Beispiel: das Hören von Stimmen. Auch das Hören von Musik ohne äußere Schallquelle ist eine akustische Halluzination.

Fallbericht 3: Akustische Halluzination bei hochgradiger Schwerhörigkeit

Eine 61-jährige Patientin wird mir vom Hausarzt zur Abklärung ihres Tinnitus überwiesen. Seit 1993 ist eine Otosklerose mit Innenohrbeteiligung und zunehmender Schwerhörigkeit bekannt. Die Otosklerose ist eine Erkrankung des Mittel- und Innenohrs, bei der knöcherne Umbauprozesse stattfinden, was in erster Linie meist zu einer verminderten bis aufgehobenen Beweglichkeit der Fußplatte des Steigbügels (dem dritten Gehörknöchelchen im Mittelohr) und zu einer eingeschränkten Schallübertragung ins Innenohr führt. Verknöcherungen auch des Innenohrs können in späteren Stadien hinzukommen und zu einer zusätzlichen Innenohrschwerhörigkeit führen.

Gehörverbessernde Operationen hat die Patientin bisher abgelehnt, angepasste Hörgeräte trägt sie nicht. Seit dem Jahr 2000 hört sie beidseits hochfrequente Ohrgeräusche, die sie zunehmend belasten. Seit 2014 hört sie zusätzlich schreiende Stimmen, Weinen, Opernmusik und Volksmusik aus ihrer jugoslawischen Heimat. Eine

Magnetresonanztomografie des Schädels, des Gehirns und der Halswirbelsäule ist unauffällig, ebenso die neurologische Untersuchung.

Bei der HNO-ärztlichen Untersuchung sehe ich das Trommelfell beidseits reizlos und geschlossen, bei der Überprüfung der Mittelohrfunktion normale Druckverhältnisse. Im Reintonaudiogramm messe ich Hörreste rechts von 95 bis 100 dB bei 2000 bis 4000 Hz, links eine hochgradige Schwerhörigkeit. Im Tinnitusfragebogen ergibt sich eine sehr schwergradige Betroffenheit. Insgesamt liegt eine an Gehörlosigkeit grenzende Schwerhörigkeit vor, die mit konventionellen Hörgeräten nicht mehr ausreichend behandelt werden kann.

Operative Therapiemöglichkeiten lehnt die Patientin weiterhin kategorisch ab. Das Hörgerät links soll sie daher wieder konsequent täglich tragen. Zudem ist sie damit einverstanden, ein Lippenablesetraining zu beginnen. Sie versteht und akzeptiert, dass das Hören von Stimmen und Musik kein Tinnitus ist. Die Patientin beginnt deswegen ergänzend eine psychiatrische Psychotherapie. Dort profitiert sie u. a. von den Entspannungs- und Achtsamkeitstrainings. Eine wahnhafte Störung, eine Schizophrenie oder eine andere nicht organische Psychose werden ausgeschlossen.

Die Patientin findet Gefallen daran, Volkslieder in ihrer Muttersprache zu hören. Sie habe diese in der Kindheit und Jugend gerne gesungen, auch bei Festen die Tracht ihrer Heimat getragen und gerne getanzt. Durch diese bewusste Auseinandersetzung und positive Umdeutung hat sie keine Angst mehr, wenn akustische Halluzinationen auftreten. Inzwischen nutzt sie diese sogar, um bei innerlich auftretenden Volksliedern manchmal einfach mitzusingen.

Akustische Halluzinationen können Symptome einer psychischen Krankheit sein, z. B. einer wahnhaften Störung, einer Schizophrenie oder anderer nicht organischer Psychosen. Organische Psychosen sind als Ursache ebenfalls denkbar, z. B. bei einer Gehirnerkrankung, als Folge einer Vergiftung, bei Demenz oder als Folge einer hochgradigen Schwerhörigkeit.

Im Fallbespiel lag keine psychische Erkrankung vor, sondern die Ursache der akustischen Halluzinationen war die hochgradige, an Gehörlosigkeit grenzende Schwerhörigkeit. Dadurch fehlten die Aktivierungen in der primären Hörrinde des Gehirns fast vollständig. Die Folge waren einerseits hochfrequente Ohrgeräusche sowie andererseits akustische Erinnerungen, z. B. die Volksmusik in der Muttersprache der Patientin. Die Hirnzentren für Sprache und Gedächtnis sind in solchen Fällen in der Regel beteiligt, wenn sich das Gehirn auf diese Weise, aufgrund fehlender äußerer akustischer Stimulationen, quasi selbst unterhält. Im skizzierten Fall lag auch eine Kombination der akustischen Halluzinationen mit einem Tinnitus vor.

Akustische Halluzinationen müssen stets umfassend und interdisziplinär abgeklärt werden. Das heißt, es sollten neben der HNO-ärztlichen auch die internistische, psychiatrische und gegebenenfalls eine neurologische Untersuchung erfolgen. Mehr Informationen hierzu finden Sie im nächsten Kapitel.

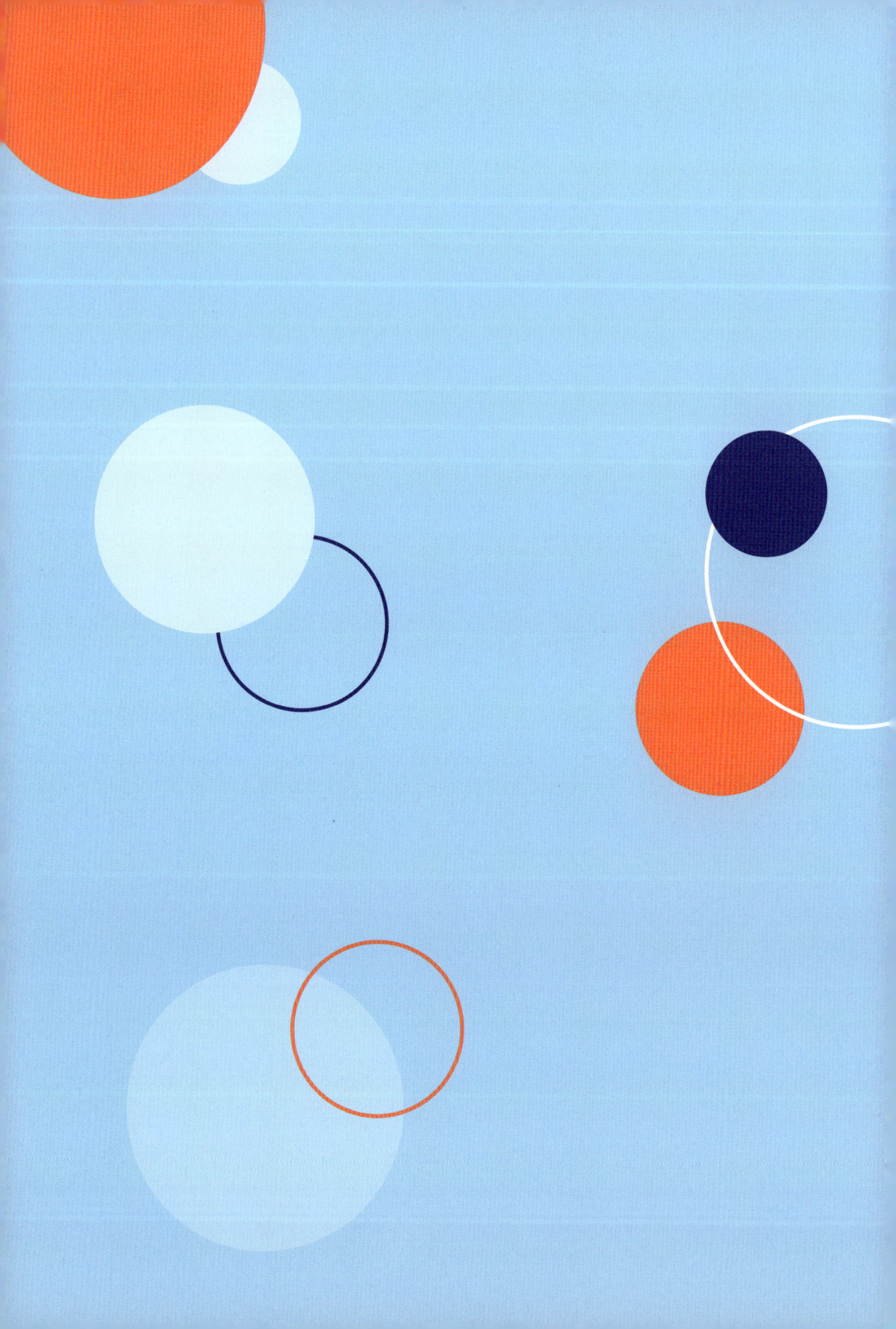

DIE ÄRZTLICHE ABKLÄRUNG: HERAUSFINDEN, WAS DAHINTER-STECKT

Hörprobleme betreffen nicht nur das Hörorgan selbst, sondern es geht auch um die damit verbundenen Wahrnehmungen, Empfindungen, Gefühle und Bewertungen. Um die genauen Ursachen herauszufinden und behandeln zu können, ist oft eine ganzheitliche Abklärung erforderlich. Dazu gehören neben der HNO-ärztlichen Untersuchung auch die neurologische, psychosomatische und psychiatrische Abklärung. In diesem Kapitel lernen Sie die unterschiedlichen Untersuchungen genauer kennen.

Stets an erster Stelle – HNO-Anamnese

Zunächst wird immer eine ohrenärztliche Anamnese vorgenommen.

Unabhängig davon, mit welchem Anliegen Sie in die HNO-Praxis kommen: Zunächst wird immer eine ohrenärztliche Anamnese vorgenommen und stets nach der Qualität, Intensität und dem Beginn Ihrer Beschwerden gefragt. Beispiele hierfür sind:

- Welche Beschwerden bestehen in welchem Ausmaß und seit wann?
- Besteht ein Druckgefühl auf nur einem Ohr oder auf beiden Ohren?
- Gibt es Schmerzen, eine Hörverschlechterung, eine allgemeine Geräuschüberempfindlichkeit, eine Abneigung gegen bestimmte Geräusche, ein Ohrgeräusch und/oder Schwindel?
- Wie genau sind die Beschwerden charakterisiert?

Womöglich hören Sie eingeschränkt, verzerrt oder doppelt. Oder die Ohrgeräusche äußern sich tonal, z. B. als Pfeifen. Sie können auch komplex sein, als Rauschen oder wie der eigene Pulsschlag wahrgenommen werden.

Falls Ihnen schwindelig ist, sind ebenfalls verschiedene Fragen zu klären: Ist der Schwindel mit einem Schwarzwerden vor Augen charakterisiert? Oder als Drehen, Schwanken oder Fallen wie in einem Lift? Auch Gangunsicherheiten sind denkbar, weiterhin Schwindelbeschwerden nur in einer bestimmten Körperlage.

Die Anamnese mit Erfragen und Dokumentieren aller Symptome sowie der individuellen Leidensgeschickte ist der Schlüssel zur richtigen Diagnose.

In der ohrenärztlichen Untersuchung werden aber auch noch andere Beschwerden abgefragt, z. B., ob Sie Kopfschmerzen, Sehstörungen, Einschränkungen der Kieferbeweglichkeit oder der Halswirbelsäule haben. So können Augenerkrankungen zu Kopfschmerzen führen und auch für einen Schwindel verantwortlich sein. Blockaden im Kopfgelenk oder in der Halswirbelsäule können ebenfalls Schmerzen und Schwindel sowie Tinnitus verursachen.

Nicht zuletzt können vielfältige äußere Einflüsse die Ohren schädigen und zu Hörstörungen führen. Dazu gehört die bereits erwähnte Lärmbelastung in Beruf und Freizeit, übermäßiger Alkohol- und Tabakkonsum, der Konsum von Cannabis und anderen Drogen sowie gehörschädigenden Medikamenten, darunter: bestimmte Antibiotika, einige entwässernde Medikamente und Chemotherapeutika in der Behandlung von Krebserkrankungen.

Ohrenärztliche Tests – Hörschäden früh erkennen

Klingt es auch banal: Ohrenschmalz im Gehörgang wird gegebenenfalls zunächst entfernt. Tatsächlich kann ein Schmalzpropf (Cerumen obturans) beispielsweise die Ursache für Juckreiz der Gehörgänge sein. Weiterhin für ein Druckgefühl, Einschränkungen des Hörvermögens oder einen Tinnitus, was sich in diesem Fall dann rasch beheben lässt.

Die Tympanometrie

Mit der Tympanometrie können HNO-Ärzte den Druck in den Mittelohren messen, der dem atmosphärischen Außendruck entsprechen sollte. Die Messung dauert nur wenige Sekunden, ist nicht schmerzhaft oder in anderer Weise beeinträchtigend. Auch bei kleinen Kindern kann diese Messung durchgeführt werden.

Die Tonaudiometrie

Sehr wichtig ist die Überprüfung des Hörvermögens mit einer Hörschwellenmessung, der Tonaudiometrie. Die meisten Praxen messen im Sprachbereich von 125 bis 8000 Hz. Bei Tinnitus sind aber auch Hochtonfrequenzen relevant. Daher messe ich in diesen Fällen auch die Frequenzen von 9000, 10.000, 11.000, 12.000, 14.000 und 16.000 Hz, um keine Schäden von Haarzellen zu übersehen, die für diesen Frequenzbereich zuständig sind.

Bei der Tonaudiometrie werden Töne für jedes Ohr getrennt präsentiert. Sie werden in den verschiedenen Frequenzen in Stufen von je einem Dezibel so lange verstärkt, bis sie gehört werden. Dies erfolgt zunächst über Kopfhörer auf den Ohrmuscheln – genannt die Luftleitung. Geprüft wird also die Schallleitung über den Gehörgang und das Mittelohr zum Innenohr, wobei mit dem besser hörenden Ohr und bei der meist gut erkennbaren Frequenz von 1000 Hz begonnen wird.

Dann wird die sogenannte Knochenleitung mit einem entsprechenden Kopfhörer gemessen, der hinter dem Ohr auf dem Warzenfortsatz des Schläfenbeins platziert wird. Der Schall wird so über den Knochen direkt ins Innenohr übertragen.

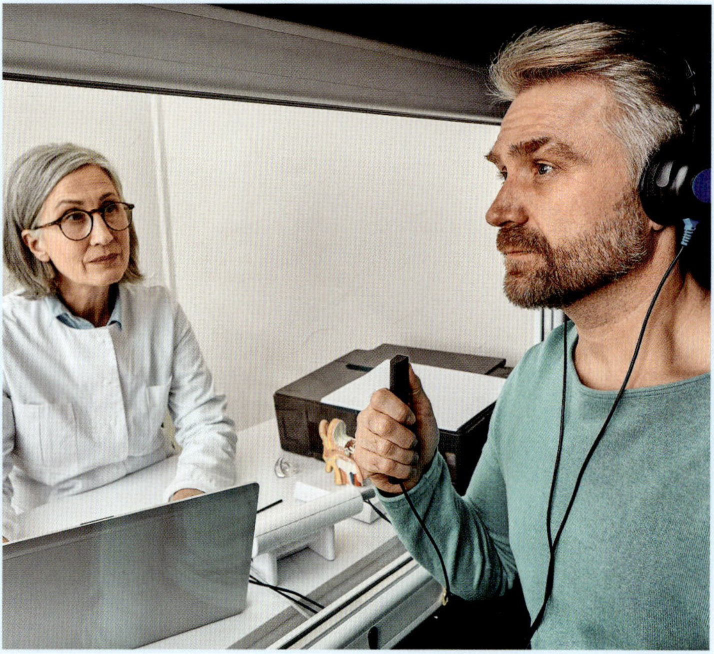

Tonaudiogramm: Zur Messung eines Tonaudiogramms werden Töne unterschiedlicher Frequenz in steigender Lautstärke über Kopfhörer abgespielt. Der Patient drückt auf einen Knopf, sobald er den Ton hört.

So kann bei einer Schwerhörigkeit unterschieden werden, ob diese ganz oder teilweise durch das Mittelohr bedingt ist (Schallleitungsschwerhörigkeit) oder ob eine Schallempfindungsschwerhörigkeit besteht. Letztere kann durch Schäden im Innenohr oder durch Schäden dahinter (Hörnerv, zentrale Hörbahn) bedingt sein – was weiter abzuklären wäre.

Zur Tinnitusdiagnostik werden zudem die Frequenz bzw. die Frequenzen und die Lautheit des Tinnitus gemessen. Ganz wichtig dabei ist die Abklärung, ob ein seltener objektiver Tinnitus besteht und es sich also um akustische Signale handelt, die vom Körper ausgehen und messbar sind, z. B. mit dem Stethoskop gehört werden können.

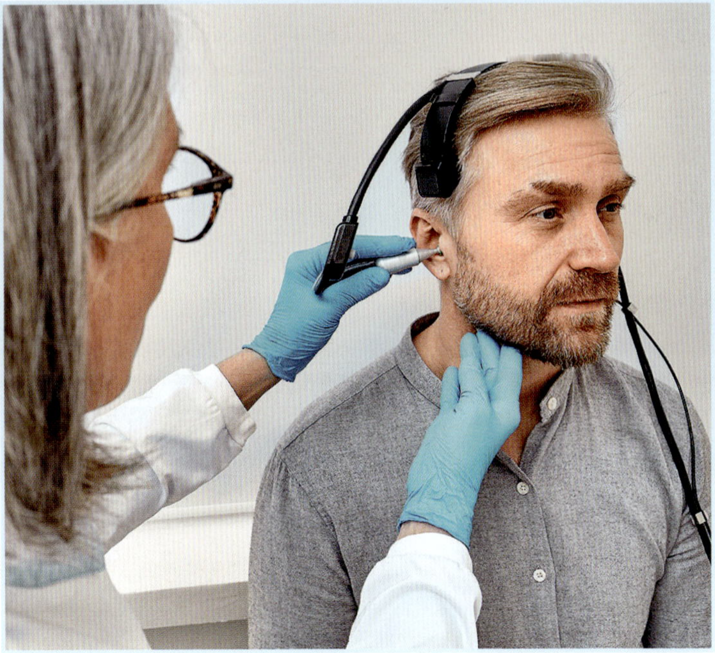

Tympanometrie: Mit der Tympanometrie wird der Druck in den Mittelohren gemessen.

Prüfung des Gleichgewichtsorgans

Weiterhin gilt es abzuklären, ob neben dem Hörorgan auch das Gleichgewichtsorgan beteiligt ist, wie z. B. bei Morbus Menière. Hier sind die Untersuchungen der Nystagmen wichtig: unkontrollierte, rhythmische, spontane oder provozierte Augenbewegungen.

Diese erfolgen mithilfe einer Frenzelbrille – einer geschlossenen, beleuchteten Brille mit vergrößernden Gläsern von mindestens 15 Dioptrien. Es wird untersucht, ob die Nystagmen spontan auftreten, nach Kopfschütteln oder in einer bestimmten Körperlage.

In der kalorischen Vestibularisprüfung wird gemessen, ob die Nystagmen nach Spülung der Gehörgänge mit Wasser von 30 und 44 °C seitengleich auftreten oder ob eine Untererregbarkeit oder ein Ausfall eines Gleichgewichtsorgans besteht.

Da die Steuerung der Augenbewegungen eng mit unserem Gleichgewichtsorgan im Ohr verbunden ist, können durch diese Vorgehensweise verschiedene Gleichgewichtsstörungen diagnostiziert werden.

Bei Hörstörungen ist die subtile ohrenärztliche Diagnose wichtige Voraussetzung für die richtige Therapie.

Auch an Geschwülste muss gedacht werden. Beispiel hierfür ist das Akustikusneurinom, eine gutartige Neubildung, die vom achten Hirnnerven (Nervus vestibulocochlearis) ausgeht. Dieser Tumor fällt zunächst durch einen Tinnitus, Hör- oder Gleichgewichtsstörungen auf. Bei weiterer Größenzunahme kann er aber durch den entstehenden Druck auf das Klein- und Stammhirn sowie die Behinderung des Abflusses von Liquor, der Flüssigkeit im Gehirn, lebensgefährlich werden.

Psychometrische Tests

Bei einer Geräuschüberempfindlichkeit, Misophonie, Phonophobie, Tinnitus und Schwindel sollte Ihr Arzt den Grad der Betroffenheit bzw. die Einschränkung der Lebensqualität zusätzlich durch standardisierte psychometrische Tests messen. Das sind Bewertungsinstrumente, die zur objektiven Messung von Persönlichkeitsmerkmalen, aber auch von Eignung, Intelligenz, Fähigkeiten und Verhalten einer Person verwendet werden. Sie kennen psychometrische Beurteilungen vermutlich aus der Berufsberatung. Sie kommen aber auch ganz allgemein in der psychologischen Praxis zum Einsatz.

Bei schwergradiger Belastung durch eine Geräuschüberempfindlichkeit und/oder einen Tinnitus ist immer mit psychischen Begleiterkrankungen zu rechnen, die frühzeitig erkannt und behandelt werden sollten.

Bei schwergradiger Belastung durch eine Geräuschüberempfindlichkeit und/oder einen Tinnitus sollten Sie immer auch an eine psychische Begleiterkrankung denken.

Neurologische Abklärung – Hirnerkrankungen ausschließen

Das Fachgebiet der Neurologie befasst sich mit Erkrankungen des Nervensystems (Gehirn, Rückenmark, periphere Nerven). Auch bei Schwerhörigkeit, Tinnitus und Schwindel sowie Geräuschüberempfindlichkeit ist auf neurologische Symptome zu achten.

Beispielsweise auf eine Facialisparese, das ist eine Schwächung oder Lähmung des siebten Hirnnerven mit der Folge eingeschränkter oder aufgehobener Beweglichkeit der Gesichtsmuskulatur. Weiterhin auf Funktionseinschränkungen des Trigeminusnervs – das ist der fünfte Hirnnerv – mit Empfindungsstörungen (Parästhesien) im Gesichtsbereich. Auch auf Schluck-, Gang- und Koordinationsstörungen ist in Zusammenhang mit dem Hörproblem zu achten.

Eine bildgebende Darstellung des Gehirns durch eine Computer- oder Kernspintomografie dient dem Ausschluss von Hirnerkrankungen wie insbesondere Tumoren, speziell eines Akustikusneurinoms. Weiterhin ist die Abklärung von Gefäßveränderungen, Durchblutungsstörungen im Gehirn, Epilepsie, Migräne, Multipler Sklerose und neurodegenerativen Erkrankungen wichtig. Letztere schwächen zunehmend wichtige Nervenfunktionen. Ein Beispiel sind fortschreitende Probleme der Koordination, von Bewegungen oder mentalen Fähigkeiten bei einer Demenz.

Psychiatrische Abklärung – auch an psychische Erkrankungen denken

Wer Hörprobleme hat, der hat seine ganz eigene Geschichte – die eigene Geräuschüberempfindlichkeit, Phonophobie oder Misophonie. Jeder leidet also individuell, was entsprechend individuelle Auswirkungen auf soziale Beziehungen haben kann. Die Frage ist also berechtigt, wann eine psychiatrische Abklärung und Behandlung sinnvoll oder notwendig ist.

Das Fachgebiet der Psychiatrie befasst sich mit der Vorbeugung, Diagnostik und Therapie psychischer Erkrankungen. Dazu gehören die Allgemeinpsychiatrie, die sich mit den akuten und chronischen psychischen Erkrankungen im Erwachsenenalter befasst, die Suchtmedizin mit der Therapie aller Abhängigkeitssyndrome sowie die Gerontopsychiatrie für Menschen in hohem Lebensalter – hier liegt der Schwerpunkt auf demenziellen Erkrankungen.

Weitere Zweige sind die forensische Psychiatrie für psychische Störungen von Straftätern und die Neuropsychiatrie für die neurologischen Faktoren, die auf psychische Krankheiten Einfluss nehmen. Die Kinder- und Jugendpsychiatrie beschäftigt sich als ein eigenständiges Fachgebiet mit den psychischen Erkrankungen bis zum 21. Lebensjahr.

Die Psychiaterin oder der Psychiater stellt die jeweilige Diagnose im ärztlichen Gespräch, und nicht aufgrund psychometrischer Tests.

Die Psychiaterin oder der Psychiater stellt die jeweilige Diagnose im ärztlichen Gespräch, nicht aufgrund psychometrischer Tests (siehe Seite 46), also nicht mithilfe von Fragebögen. Diese sind jedoch zur Verlaufsbeobachtung und Erfolgskontrolle sinnvoll. Ich nutze beispielsweise speziell die Fragebögen zur Selbstbeurteilung bei Angststörungen und Depressionen. Auf diese Weise kann zwischen einer leicht-, mittel- oder schwergradigen Betroffenheit unterschieden werden.

Bei einem Hörproblem können verschiedene psychische Erkrankungen zusätzlich auftreten, z. B. emotionale oder affektive Störungen, die gleichzeitig mit einer Geräuschüberempfindlichkeit vorhanden oder sogar für diese ursächlich sind. Die gegensätzlichen Pole einer sogenannten affektiven Störung sind übermäßige Trauer (Depression) und übermäßige Hochstimmung (Manie). Die drei Formen affektiver Störungen sind entsprechend eine Depression, eine Manie oder eine bipolare Depression als Kombination, das heißt: Phasen der Depression und Manie wechseln sich ab.

In unterschiedlichen Studien fanden die Wissenschaftler bei rund der Hälfte der Patienten mit Geräuschüberempfindlichkeit und Tinnitus auch psychische Begleiterkrankungen bzw. bei 30 Prozent eine Depression. Es besteht auch ein höheres Risiko für allgemeine Angststörungen, spezifische Angststörungen wie die Phonophobie, für Panikattacken oder soziale Phobien.

Die Phonophobie ist per Definition als spezifische Angststörung eine psychische Erkrankung, die entsprechend abgeklärt werden sollte. Auch bei einer Misophonie – dem anscheinend unerklärlichen Hass auf bestimmte Geräusche – ist immer die psychische Ursache zu suchen.

Häufige psychiatrische Diagnosen

- Depressiv ängstliche Anpassungsstörung
- Depressive Verstimmung
- Angststörung
- Angst und depressive Störung gemischt
- Spezifische Phobien (z. B. Phonophobie)
- Posttraumatische Belastungsstörung (z. B. ausgelöst durch Krieg, Vertreibung, Flucht, Folter, sexuellen Missbrauch, Überfall, Unfall)

- Somatisierungsstörung (körperliche Symptome aufgrund einer psychischen Problematik)
- Hypochondrische Störung
- Zwangsstörung (z. B. Wasch-, Sammel-, Kontrollzwang)

Man unterscheidet die generalisierte Angststörung, spezifische Angststörungen, wie beispielsweise eine Phonophobie, und die Panikstörung. Wichtig bei der Unterscheidung zwischen normaler und sogenannter krankhafter Angst sind die auslösenden Situationen, die als bedrohlich empfunden werden und die Reaktionen darauf. Mögliche Fragen hierbei:

- Ist diese Angst auch für Außenstehende begründet und angemessen?
- In welchen Situationen tritt die Angst auf und wovor ängstigt man sich?
- Welche körperlichen Reaktionen gibt es (schnelle, flache Atmung bis zur Hyperventilation, Herzrasen bis zu Herzrhythmusstörungen, Schwitzen, Schmerzen, Schlafstörungen)?
- Welche Gedanken sind vorhanden, und wie äußert sich das (Vermeidung, Resignation, Flucht, Hektik, Aggression)?

Schwergradige Betroffenheit

Psychische Begleiterkrankungen sind bei schwergradiger Geräuschüberempfindlichkeit häufig.

Bei schwergradiger oder sehr schwergradiger Betroffenheit durch die Geräuschüberempfindlichkeit findet man fast immer begleitende psychische Beschwerden. Gleiches gilt für die Misophonie und Phonophobie. Mit dem Grad der Betroffenheit ist gemeint, wie stark man sich z. B. durch den Tinnitus in der Lebensqualität beeinträchtigt sieht.

Vielleicht kennen Sie dieses Verhalten auch von sich: Gelegentlich versuchen betroffene Menschen, eine Tinnitussymptomatik und Beschwerden bei Geräuschüberempfindlichkeit durch übermäßigen Konsum von Alkohol oder andere Rauschmittel zu beeinflussen, bei Schlafstörungen auch mit chemischen Schlafmitteln (z. B. Benzodiazepinen). Machen Sie sich bitte bewusst: Dies löst keine Probleme, sondern kann zusätzlich zu einer Suchtproblematik bzw. einem Abhängigkeitssyndrom mit Einbußen der geistigen Leistungsfähigkeit, Verhaltungsstörungen und sozialen Problemen führen.

Nicht selten wird auch versucht, bestimmte Maßnahmen, die nicht erfolgreich und zielführend sind, dennoch ständig zu wiederholen. Sie nehmen also den Charakter einer zusätzlichen Zwangsstörung an. Ein Beispiel: Jemand beißt ständig die Zähne aufeinander, weil dann der vorhandene Tinnitus leiser empfunden wird. Die Folge ist allerdings eine Schädigung der Backenzähne, zu der es z. B. auch beim unbewussten, meist nächtlichen Zähneknirschen (Bruxismus) kommen kann.

Nimmt jemand ständig abschwellende Nasentropfen, um dadurch einen Druckausgleich der Ohren zu erzielen, kann es sich dabei ebenfalls um eine Zwangsstörung handeln. Wieder andere nehmen ohne ärztliche Diagnose selbst hohe Kortisondosen ein, weil sie annehmen, anderenfalls immer wieder Hörstürze zu erleiden. Angsterkrankungen gehören zu den häufigsten psychischen Erkrankungen.

Bei depressiver Verstimmung können auch Selbstmordgedanken auftreten. Bei akuter Suizidalität muss sofort gehandelt werden und die Einweisung in eine psychiatrische Klinik erfolgen. Wird der Bezug zur Realität verloren – ist der Betreffende persönlich, örtlich und zeitlich desorientiert oder nimmt seine Umwelt verändert wahr, z. B. mit Halluzinationen oder Wahnvorstellungen –, liegt der Verdacht auf eine akute Psychose vor. Diese muss unbedingt psychiatrisch abgeklärt werden.

Eine akute Psychose kann körperliche Ursachen haben, beispielsweise auch bei bestimmten Stoffwechselerkrankungen, Hirnerkrankungen (z. B. Demenz) oder Drogenkonsum auftreten. Bei den Wahnvorstellungen kann es sich um Verfolgungs-, Größen-, Eifersuchts- oder Liebeswahn handeln. Wahnvorstellungen können auch bei bipolaren Depressionen auftreten. Hält die Symptomatik länger als drei Monate an, spricht man von einer chronischen Psychose.

Die genaue Diagnose aller psychischen Erkrankungen und ihrer Ursache ist die Voraussetzung für den Therapieerfolg.

Psychosomatisch – das Umfeld mitbedenken

Die psychosomatische Medizin betrachtet den Menschen in seiner Ganzheit und in all seinen sozialen Beziehungen.

Die psychosomatische Medizin, die sich vor allem mit den Wechselwirkungen von körperlichen, psychischen und sozialen Faktoren befasst, ist aus der Psychiatrie hervorgegangen und hat sich als eigenes Fachgebiet etabliert. Hier geht es nicht nur um Wahrnehmungen, Gefühle und das Verhalten des einzelnen Individuums, sondern auch um alle sozialen Beziehungen und Interaktionen, speziell in der Familie, im Freundes- und Bekanntenkreis, ebenso bei der Arbeit – und damit verbundenen möglicherweise stark belastenden Stressoren. Der Mensch in seiner Ganzheitlichkeit und eingebunden in sein Netzwerk verschiedener Lebensbereiche steht im Mittelpunkt.

Entsprechend sind auch die psychosomatisch ausgerichteten Therapieverfahren bei allen Erkrankungen sinnvoll, bei denen enge Zusammenhänge zwischen den körperlichen Beschwerden, Wahrnehmungen, Emotionen, den eigenen Bewertungen und psychosozialen Belastungen bestehen. Dies trifft beispielsweise auf die Geräuschüberempfindlichkeit und den Tinnitus zu, aber auch auf alle Erkrankungen, die mit chronischen oder chronisch wiederkehrenden Schmerzwahrnehmungen einhergehen – dazu gehört auch das als schmerzhaft empfundene Hören.

Meine eigene Ausbildung in psychosomatischer Medizin und medizinischer Hypnose erfolgte an der Psychosomatischen Universitätsklinik Heidelberg, an der Schweizerischen Akademie für

Psychosomatische und Psychosoziale Medizin (SAPPM) sowie der Société Médicale Suisse d'Hypnose (SMSH). Eine psychoanalytische Lehranalyse führte ich bereits während meines Studiums durch. Ich werde nie den Fall eines jungen Mädchens vergessen, das aufgehört hatte, zu sprechen.

Fallbericht 4: Das Sprachverbot und die Ohrfeige

Ein achtjähriges Mädchen wurde in der Familientherapie behandelt. Dabei waren zwei Psychotherapeutinnen bzw. Psychotherapeuten im Raum mit dem Mädchen und ihren Eltern anwesend. Zwei weitere Therapeuten beobachteten die Sitzung hinter einer Scheibe, um später in einer Teamsitzung den Fall zu diskutieren. Die Therapiestunde wurde mit Einverständnis der Eltern für Lehrzwecke aufgezeichnet.

Der Therapiegrund war, dass das Mädchen in den Sommerferien – die es mit den Eltern an einem Strand verbracht hatte – plötzlich aufgehört hatte, zu sprechen. Es zeigte keine Emotionen mehr, reagierte kaum auf seine Eltern und sagte nichts mehr. Das Mädchen ging lediglich weiter an den Strand und nahm stumm an den Mahlzeiten teil.

Dieses stumme Verhalten änderte sich auch nach der Rückkehr aus den Ferien nicht, ebenso wenig in der Schule. Es erfolgten umfangreiche Abklärungen bei Ohrenärzten, Neurologen und Kinderpsychiatern, ohne dass eine Ursache gefunden wurde. In der Familientherapie gingen wir in Hypnose nochmals an diesen bestimmten Tag zurück, an dem alles begann. Wir wussten bereits von der Mutter, dass sie an diesem Vormittag allein mit ihrer Tochter an den Strand gegangen war, da ihr Ehemann angeblich Migräne hatte. Die Tochter hatte ihren Schnorchel und die Taucherbrille im Hotelzimmer vergessen und ging daher noch einmal zurück. Wenig später kam sie mit ihrer Ausrüstung wieder an den Strand, ging ins Meer schnorcheln und sprach fortan nicht mehr.

Wir gingen in der Gruppentrance zurück zu diesem Sommertag, genossen das reichhaltige Frühstück auf der Terrasse mit Meerblick und gingen dann an den Strand. Wir freuten uns auf das Schnorcheln, das Beobachten des Meeresbodens mit dem Spiel der Sonnenstrahlen, den Farben der Fische und den Formen der Steine. Wir erinnerten uns, dass das Mädchen die Schnorchelausrüstung im Hotel vergessen hatte, sich rasch ihr Kleid überzog, in die Sandalen schlüpfte und zurückrannte.

In der Trance fing das Mädchen plötzlich an zu erzählen, wie es die Treppen des Hotels hochlief, die Zimmertür öffnete und dann ihren Vater nackt im Bett liegen sah. Er war aber nicht allein, sondern mit der Frau vom Nachbarzimmer zusammen. Der Vater war sehr erschrocken und sagte seiner Tochter, dass sie von dem, was sie gerade gesehen hatte, auf keinen Fall der Mutter berichten dürfte. Dies war der Auslöser für das folgende, monatelange Schweigen.

Die Sitzung endete dramatisch: Der Vater verschwieg das Ereignis, während seine kleine Tochter aus dem Zustand der Enttäuschung, des Entsetzens und der Angst nicht mehr herauskam. Das Mädchen fing an zu weinen und zu schluchzen, die Mutter sprang auf und gab ihrem Mann eine schallende Ohrfeige. Der Mann schrie vor Schmerz auf und fasste sich an die gerötete Ohrmuschel. Es kam durch den Schlag zu einer Blutung aus dem Gehörgang.

Am nächsten Tag sah ich den Ehemann in der HNO-Ambulanz. Es war zu einem Riss im Trommelfell gekommen. Er hörte schlechter und nahm ein lautes, pfeifendes Ohrgeräusch wahr. Die traumatische Trommelfellruptur wurde operativ versorgt. Die Hochtonschwerhörigkeit und der Tinnitus wurden mit Kortison und durchblutungsfördernden Maßnahmen behandelt.

Die Tochter war vom Symptom der Sprachlosigkeit in dem Moment geheilt, als sie in der Hypnose das Familiengeheimnis enthüllte. Die monatelange Odyssee durch verschiedene Universitätskliniken war zu Ende. Es lag bei dem Kind keine Hör- oder Stimmstörung vor und auch keine neurologische Erkrankung, sondern eine extreme psychogene Sprachstörung, die durch den Seitensprung des Vaters und vor allem durch sein Sprechverbot und das daraus resultierende Dilemma, sich zwischen Vater und Mutter entscheiden zu sollen, ausgelöst worden war. Den Seitensprung hätten Ehefrau und Tochter vielleicht verzeihen können. Die Ehe wurde geschieden.

Dieses Fallbeispiel zeigt sehr gut: In der psychosomatischen Anamnese geht es nicht nur um die Art der Hörbeeinträchtigung und deren Beginn, sondern wesentlich auch um die damit verbundenen Emotionen und Verhaltensweisen. So wird bei Geräuschüberempfindlichkeit stets nach der Qualität dieser Empfindlichkeit gefragt. Mit welchen Gefühlen ist sie verbunden: Sorge, Angst, Abneigung, Ekel, Frustration, Ärger oder Hass? Welche Gefühle sind mit dem ersten Auftreten erinnerlich und welche noch spürbar? Bezieht sich die Abneigung gegen bestimmte Personen?

Auslösende Ereignisse für psychosomatische Krankheiten sollten gesucht und die zugrunde liegenden Probleme bearbeitet werden.

Mit solchen Fragen geht es im Arztgespräch vor allem darum, auslösende Personen und Situationen herauszufinden. Welche Hörempfindungen wurden durch negative Emotionen ausgelöst und triggern infolgedessen reflexartig immer wieder ähnliche negative Empfindungen und Reaktionen? Liegt eine Phonophobie oder Misophonie vor, ist beispielsweise auch die Frage relevant: Wird erkannt, dass die Empfindungen von Angst, Abneigung, Ärger und Hass auf bestimmte Geräusche unbegründet, übertrieben bzw. unverhältnismäßig sind? Dies gilt es im ärztlichen Gespräch zu klären, gegebenenfalls auch mit psychotherapeutischen Techniken wie der medizinischen Hypnose.

Stress und Burnout

Negativer Stress ist häufig nicht nur Folge, sondern auch Auslöser für Geräuschüberempfindlichkeiten und Tinnitus kann zu einer Verschlechterung der Beschwerden führen. Ein Hauptproblem: Viele fokussieren ihre Aufmerksamkeit auf die eigenen Beschwerden und geraten in einen Kreis negativer Verstärkung. Daraus wiederum resultiert häufig ein zunehmendes Vermeidungsverhalten. Häufig sehe ich auch Patienten, die selbst Burnout als Ursache ihrer Beschwerden angeben.

Burnout ist ein Gefühlszustand, der von übermäßigem Stress begleitet ist. Er beeinträchtigt die persönliche Motivation, Einstellungen und das Verhalten. Dabei ist eine Erschöpfung auf der körperlichen, emotionalen und geistigen Ebene vorhanden.

Der deutsch-amerikanische Psychoanalytiker Herbert Freudenberger (1926–1999) definierte 1974 Burnout als einen Energieverschleiß: eine Erschöpfung durch Überforderungen, die von innen oder außen kommen – z. B. durch die Familie, Kollegen, Freunde, Bekannte, das eigene Wertesystem oder jenes der Gesellschaft. Dieser Verschleiß raube einer Person ihre Energie und persönliche Bewältigungsmechanismen, um mit Belastungen umzugehen, und zudem den inneren Antrieb.

Der amerikanische Neurologe George Miller Beard (1839–1883) prägte im Jahr 1869 den Begriff der „Neurasthenie“ als einen komplexen Zustand mit folgenden Symptomen: Erschöpfung, Ermüdung, Ängstlichkeit, Kopfschmerzen, Nervenschmerzen, Konzentrationsstörungen, Freudlosigkeit und Melancholie sowie erhöhte Reizbarkeit mit der Unfähigkeit, sich zu entspannen. Für die psychosomatische Therapie bzw. eine begleitende Psychotherapie ist es wichtig, die genaue Art einer Beeinträchtigung des Denkens und der Emotionen zu erkennen.

Für eine begleitende Psychotherapie ist es wichtig, die genaue Art einer Beeinträchtigung des Denkens und der Emotionen zu erkennen.

Häufige Beeinträchtigungen

- Aufmerksamkeits- und Konzentrationsstörungen
- Denkstörungen
- Emotionale Labilität, Erschöpfung und Unruhe
- Kontrollverlust bzw. das Gefühl, sein Schicksal nicht mehr selbst bestimmen zu können
- Katastrophisieren
- Resignation
- Dysfunktionale Gedanken (die aufgrund fehlerhafter Grundannahmen und Überzeugungen unzweckmäßig sind)
- Beeinträchtigung der zukünftigen Lebensperspektive
- Einschränkung der Lebensbewältigung
- Fehlendes Selbstwertgefühl
- Empfundene Hilflosigkeit

Bei den Denkstörungen bei Geräuschüberempfindlichkeit und Tinnitus sind häufig Grübeln und Perseverieren vorhanden. Beim Grübeln kreisen die Gedanken häufig um die unangenehmen Symptome. Das Denken ist oft auf diese Symptome eingeschränkt, und man kommt im Laufe des Tages immer wieder darauf zurück. Bei dem damit verbundenen Perseverieren bleibt man immer wieder an denselben Gedanken haften, stellt sich immer wieder dieselben Fragen – ohne Antworten zu finden. Wer davon betroffen ist, kommt von Wörtern, Sätzen, Redewendungen nicht mehr los und spricht auch mit anderen immer wieder darüber, ohne das aktuelle Geschehen oder aktuelle Zusammenhänge zu beachten.

Es gilt aber auch die schon aufgezeigten möglichen Beeinträchtigungen des verhaltensbezogenen Reaktionssystems zu beachten: Neben Ein- und Durchschlafstörungen zählen dazu sozialer Rückzug, Isolierung, Vermeidungsverhalten, Kommunikations- oder Beziehungsstörungen.

Heute wissen wir: Aus einem Burnout entwickelt sich nicht selten eine Depression. Das Ungleichgewicht zwischen den Anforderungen und den bei hoher Leistungsbereitschaft erwarteten Belohnungen verursacht negativen Stress. Kann dann nicht auf Ressourcen zurückgegriffen werden, um diesen Konflikt zu meistern, kann es zu einer persönlichen Krise kommen. Mangelnde Widerstandsfähigkeit und auch Ängstlichkeit begünstigen diese Entwicklung.

Entwicklungen in der Coronapandemie

Fälle von Burnout haben gerade in den letzten Jahren seit Beginn der Coronapandemie stark zugenommen. Das Coronavirus kann zu einer Multiorganerkrankung führen und neben den häufigen Geruchs- und Geschmacksstörungen auch Hörschäden bewirken, wenn die Viren ins Innenohr gelangen und dort an Haarzellen binden. Es kann auch zu Tinnitus und einer Geräuschüberempfindlichkeit kommen. Bestehen die Beschwerden länger als vier Wochen, spricht man von Long Covid, bei einer Dauer von mehr als zwölf Wochen vom Post-Covid-Syndrom.

Äußere Krisen können als Traumatisierung wahrgenommen werden, psychosomatische Erkrankungen auslösen oder verstärken.

Letzteres tritt eher nach schweren Krankheitsverläufen auf und wird durch psychosoziale Belastungen oder psychische Begleiterkrankungen begünstigt. Von Long Covid betroffene Patienten klagen meist über Müdigkeit, Luftnot, eingeschränkte körperliche und geistige Leistungsfähigkeit. Auftreten können auch Muskel- und Gelenkschmerzen, Herzkreislauferkrankungen, Herzinfarkte, Lungenembolien – Blutgerinnsel, die Blutgefäße der Lungen teilweise oder vollständig verschließen können. Aber auch Haarausfall oder Hautveränderungen sind denkbar, z. B. bläuliche Verdickungen über den Finger- und Zehengelenken. Es kann weiterhin zu depressiven Verstimmungen, Angst- und Schlafstörungen kommen.

Nach zwei Jahren in der Coronapandemie – mit den verschiedenen Wellen neuer Virusvarianten und wechselnden Impfempfehlungen und Kampagnen – begann der Angriffskrieg der Russischen Föderation gegen die Ukraine in aller Grausamkeit. Dadurch wurden ein Wirtschaftskrieg und eine Energiekrise ausgelöst, mit der Folge von Inflation, Rückgang des Wirtschaftswachstums, Insolvenzen von Firmen und drohender Arbeitslosigkeit. Auch des Klimawandels und der Umweltkrise, die durch den Krieg und seine Folgen verstärkt wird, ist man sich bewusst.

Dies alles macht vielen von uns Angst. Gerade Menschen, die durch akute oder chronische Traumatisierungen schon in der Kindheit belastet wurden, weisen eine erhöhte Verletzlichkeit gegenüber Stress, Belastungen und individuell unverschuldeten globalen Krisen auf. Dies kann bei jeder neuen Krise zur Dekompensation der immunologischen und psychischen Abwehrfunktionen führen. Das heißt, psychosomatische Erkrankungen können dadurch ausgelöst und bereits vorhandene traumatische Belastungsstörungen verschlechtert werden.

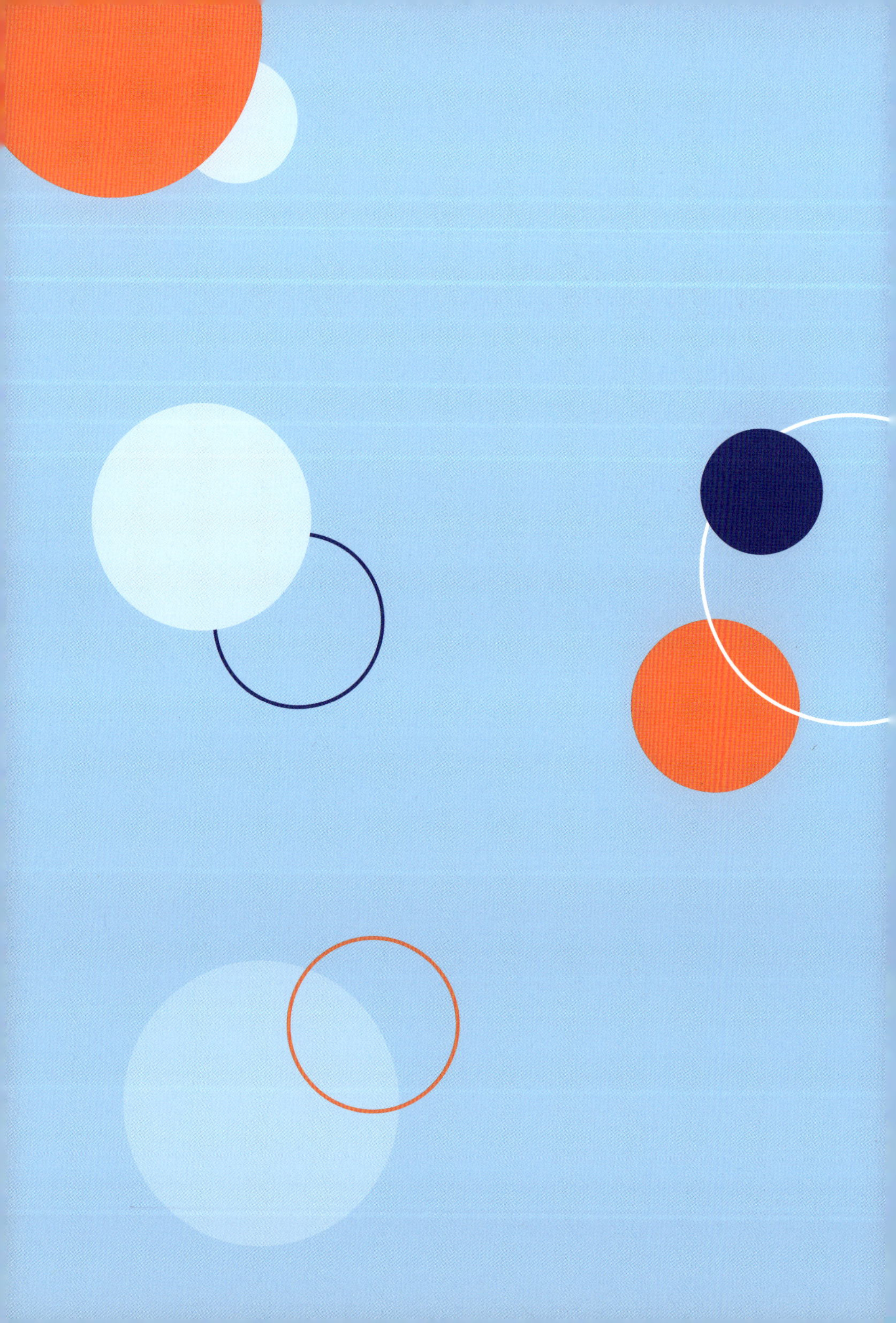

WIE KLASSISCH BEHANDELT WIRD

In den vorangegangenen Kapiteln haben Sie gelernt, dass Ihre Überempfindlichkeit auf bestimmte Geräusche in vielen Fällen auch psychische Ursachen hat. Immer gilt es, die das Symptom auslösenden Hintergründe und Probleme rasch zu erkennen und zu verstehen, um erfolgreiche Lösungen zu finden. In diesem Kapitel lernen Sie die Möglichkeiten der ärztlichen Behandlung kennen, Sie erfahren, welche Medikamente Ihnen helfen können – und wie Sie von einer Psychotherapie profitieren.

Wann Medikamente sinnvoll sind

Beim Hörsturz und akuten Tinnitus ist ein Kortisonpräparat das Medikament der ersten Wahl.

Für eine medikamentöse Therapie kommen insbesondere ein Hörsturz, der akute Tinnitus oder eine Geräuschüberempfindlichkeit sowie Misophonie mit begleitenden psychischen Beschwerden in Betracht. Die Phonophobie zählt zu den spezifischen Angststörungen und kann auch mit angstlösenden Medikamenten behandelt werden.

Nach den internationalen Leitlinien sollen der Hörsturz und der akute Tinnitus möglichst zeitnah und hoch dosiert mit Kortison behandelt werden. Kortison ist ein Hormon, das in der Nebennierenrinde gebildet wird. Synthetisch hergestellte Präparate wirken gegen Entzündungen sowie Allergien und hemmen das körpereigene Immunsystem.

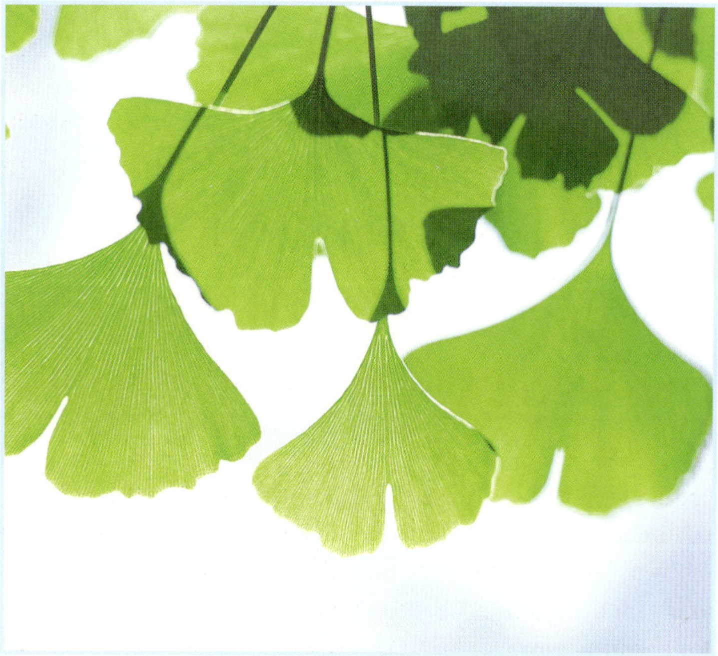

Pflanzliche Arzneimittel aus Ginkgoblättern haben die Wiederherstellung der Funktion geschädigter Haarzellen zum Ziel

Entscheidend für den Therapieerfolg ist ein kombiniertes Vorgehen mit psychosomatischen Behandlungsstrategien. Dies kann je nach Schweregrad und Bedarf in Form einer Beratung geschehen. Ebenso kombiniert mit Entspannungs- und psychotherapeutischen Verfahren, über die Sie ab Seite 79 mehr erfahren.

Heilpflanzen unterstützen die Behandlung

Ginkgo biloba bei geschädigten Haarzellen

Ginkgoextrakte kommen bei einem Hörsturz, Tinnitus und/oder Schwindel infrage, ferner bei einer Geräuschüberempfindlichkeit, die durch eine Innenohrschwerhörigkeit ausgelöst wurde.

Das primäre Ziel dieser Therapie ist die Wiederherstellung der Funktion geschädigter Haarzellen im Innenohr und ihrer Kontaktstellen (Synapsen) zu den Nervenzellen des Hörnervs. Dies wird möglich durch eine verbesserte Mikrozirkulation, antioxidative Effekte, die Neutralisierung freier Sauerstoffradikale und eine Erhöhung der Toleranz gegenüber Sauerstoffmangel.

Ginkgoextrakte kommen bei Hörsturz, Tinnitus und Schwindel infrage, ferner bei einer Geräuschüberempfindlichkeit, die durch eine Innenohrschwerhörigkeit ausgelöst wurde.

Sauerstoff ist das wichtigste Notfallmedikament, die verbesserte Sauerstoffzufuhr an die Haarzellen – möglichst zeitnah nach der Schädigung – ist die wichtigste Wirkung der Ginkgoextrakte. Diese wirken aber auch neuroprotektiv, entfalten also schützende Effekte für Nervenzellen und Nervenfasern. Die enthaltenen Wirkstoffe sind dafür verantwortlich.

Die als wirksam, sicher, zweckmäßig und wirtschaftlich zugelassenen Ginkgoextrakte sind auf diese Inhaltstoffe standardisiert. Das heißt, sie enthalten in der empfohlenen Tagesdosis (240 mg morgens) pro Tablette 52,8 bis 64,8 mg Ginkgo Flavonglykoside und 13,0 bis 15,8 mg Terpenlactone (Ginkgolide, Bilobalid). Zudem wirken sie stabilisierend auf den Energiestoffwechsel der

Kraftwerke innerhalb der Zellen, Mitochondrien genannt. Diese werden vor oxidativem Stress geschützt.

Durch die Wirkung auf die Nervenzellvernetzungen werden zudem neuroplastische Veränderungen gefördert. Beispiele hierfür sind eine verbesserte Gedächtnisleistung und ein höheres Konzentrationsvermögen.

Standardisierte Extrakte werden auch gezielt bei Einbußen der mentalen Leistungsfähigkeit eingesetzt, z. B. Störungen des Konzentrationsvermögens und Gedächtnisses, ferner bei Einschränkungen der Gehstrecke bei arterieller Verschlusskrankheit mit Minderdurchblutung der Beinmuskulatur.

Zugelassene, bioäquivalente Handelspräparate sind z. B. Tebonin bzw. in der Schweiz Rezirkane, Symfona und Tebofortin bzw. Tebokan. Tebonin und Tebofortin sind frei verkäuflich, während Rezirkane, Symfona und Tebokan auf ärztliche Verordnung von den Schweizer Krankenversicherungen bezahlt werden.

Rosenwurz gegen innere Unruhe

Es gibt weitere sichere und zweckmäßige pflanzliche Arzneimittel, die ich in der Praxis sehr gerne unterstützend einsetze, um negativen Stress, nervöse Spannungszustände, Verstimmungen und auch Ein- und Durchschlafstörungen zu mindern.

Rosenwurzextrakte werden unterstützend eingesetzt, um negativen Stress, nervöse Spannungszustände, Verstimmungen und auch Ein- und Durchschlafstörungen zu mindern.

Rosenwurz wurde schon in der antiken griechischen Medizin verwendet und wird bis heute auch in der chinesischen Heilkunde eingesetzt. Entsprechende Arzneimittel haben zwei Wirkungen: Einerseits werden die Stresshormone Adrenalin und Cortisol gesenkt, Ruhe und Gelassenheit gefördert. Andererseits wird die Bildung von Adenosintriphosphat (ATP) in den Mitochondrien – den Kraftwerken der Körperzellen – gesteigert.

ATP ist ein sehr wichtiger Energieträger, der unmittelbar zur Verfügung steht und für die Energieversorgung und -regulierung wesentlich ist. Durch die Einnahme von Rosenwurzextrakten wird dem Organismus mehr Energie zur Verfügung gestellt.

Negativer Stress ist in den westlichen Industrienationen weit verbreitet und stellt ein großes Gesundheitsrisiko dar, insbesondere auch bei Geräuschüberempfindlichkeit, Phonophobie, Misophonie oder einem Ohrgeräusch. Stressoren sind vor allem Zeitdruck, lange Arbeitstage, Diskriminierungen unterschiedlicher Art (z. B. wegen Herkunft, Religion, Geschlecht, sexueller Orientierung) oder die Notwendigkeit, auch in der Freizeit zu arbeiten, um den Lebensunterhalt verdienen zu können. Insbesondere wenn auch die sozialen Beziehungen in Freizeit und Familie problematisch sind, sodass man sich im Privatleben nicht von den Belastungen erholen kann, sind die negativen Effekte auf Hörprobleme enorm.

Weitere körperliche Symptome von chronischem Stress können Erschöpfung, Müdigkeit, Verspannungen, Kopfschmerzen, Magendarmbeschwerden oder auch Bluthochdruck sein. Hinzu kommen oft innere Anspannung, Reizbarkeit, Schlafstörungen, Libidoverlust bis hin zu Angststörungen und Depressionen.

Arzneimittel aus Rosenwurz (Rhodiola rosea) können die körperlichen und geistigen Symptome bei Stress und Überarbeitung lindern. Das seit einigen Jahren in Deutschland und in der Schweiz zugelassene, frei verkäufliche Arzneimittel Vitango enthält beispielsweise den Rosenwurzextrakt WS 1375. Dieser wird aus der Wurzel und dem Wurzelstock gewonnen und ist auf drei bis acht Prozent des Hauptwirkstoffs Rosavin standardisiert.

Dosierung: zweimal täglich eine Tablette mit 200 mg (Einnahme jeweils 30 Minuten vor dem Frühstück und dem Mittagessen).

Mit pflanzlichen Arzneimitteln können Entspannung und Schlaf gefördert werden.

Pflanzliche Arzneimittel bei Angst und Unruhe

Relaxane

Zur Entspannungsförderung bei mittel- oder schwergradigem Tinnitus, bei Geräuschüberempfindlichkeit, Misophonie und Phonophobie setze ich als pflanzliches Arzneimittel gerne Relaxane ein. Es enthält pro Tablette jeweils 90 mg Extrakt aus Pestwurz-, Baldrianwurzeln sowie Passionsblumenkraut und 60 mg Extrakt aus Melisseblättern. Relaxane hat sich insbesondere bewährt, wenn mit dem Hörproblem Nervosität, Spannungs- und Unruhezustände einhergehen, die sich u. a. auch in krampfartigen Magendarmbeschwerden, erhöhter Reizbarkeit und gelegentlichen Ein- und Durchschlafstörungen äußern können. Dieses pflanzliche Arzneimittel wird ebenfalls nach einem standardisierten Verfahren hergestellt, sodass gleichbleibende Qualitäten erzielt werden, deren Wirksamkeit und Sicherheit Studien bestätigen. In der Schweiz wird Relaxane auf ärztliche Verordnung von den Krankenversicherungen bezahlt.

Dosierung für Erwachsene und Kinder ab sechs Jahren: dreimal täglich eine Tablette zu den Mahlzeiten.

Redormin

Auch bei Ein- und Durchschlafstörungen sowie unruhigem Schlaf können pflanzliche Arzneimittel sinnvoll sein. Redormin 250 und Redormin 500 enthalten beispielsweise 250 mg bzw. 500 mg Extrakt aus der Baldrianwurzel sowie 60 bzw. 120 mg Extrakt aus Hopfenzapfen.

Baldrian wirkt wie Adenosin – ein Signalmolekül, das nahezu in allen Körperzellen vorkommt – und erhöht die Schlafbereitschaft. Hopfen wirkt wie das bekannte Schlafhormon Melatonin und kann den natürlichen Schlaf-wach-Rhythmus unterstützen. Auch Redormin ist bei wissenschaftlich belegter Wirksamkeit und Sicherheit in der Schweiz kassenpflichtig.

Dosierung für Erwachsene und Jugendliche ab zwölf Jahren: zwei bis drei Tabletten Redormin 250 mg bzw. eine bis eineinhalb Tabletten Redormin 500 mg eine Stunde vor dem Schlafengehen.

Kinder ab sechs Jahren: eine Tablette Redormin 250 mg bzw. eine halbe Tablette Redormin 500 mg.

Rebalance

Bei leichten und mittelschweren Depressionen und Angststörungen in Zusammenhang mit Hörproblemen verordne ich gerne das pflanzliche Arzneimittel Rebalance 250 bzw. 500. Es enthält 250 mg bzw. 500 mg Johanniskrautextrakt (Hypericum perforatum L.). Johanniskraut empfiehlt sich insbesondere bei gedrückter Stimmung, Stimmungslabilität, innerer Unruhe, Ängstlichkeit und Spannungszuständen sowie damit einhergehenden Ein- und Durchschlafstörungen. Die Wirksamkeit und Sicherheit dieses Johanniskrautextrakts wurde in mehreren Studien belegt. Rebalance wird in der Schweiz auf ärztliche Verordnung von den Krankenversicherungen bezahlt.

Mit pflanzlichen Arzneimitteln aus Johanniskrautextrakt und Lavendelöl können Depressionen und Angststörungen erfolgreich behandelt werden.

Dosierung für Erwachsene und Jugendliche ab zwölf Jahren: zweimal täglich 250 mg oder einmal täglich 500 mg.

Lasea

Wenn Angst das Hauptproblem ist, verordne ich als Alternative zum Johanniskrautextrakt das pflanzliche Arzneimittel Lasea, das pro Kapsel 80 mg Lavendelöl aus Arzneilavendel (Lavandula angustifolia) enthält. Lasea ist in Deutschland und in der Schweiz frei verkäuflich und wirkt auch gegen innere Unruhe und Schlafstörungen. Die Wirksamkeit und Sicherheit sind in Studien belegt. Unter dem Handelsnamen Laitea ist dasselbe Arzneimittel in der Schweiz auch kassenzulässig und muss dann ärztlich verordnet werden.

Dosierung: täglich eine Kapsel nach der Hauptmahlzeit mit einem Glas Wasser.

Magnetische und elektrische Stimulation

Es gibt Versuche der Behandlung bei psychischen Erkrankungen und Tinnitus mit magnetischer oder elektrischer Stimulation, beispielsweise mit der sogenannten repetitiven transkraniellen Magnetstimulation, kurz rTMS. Die stärkste und älteste Form der elektrischen Stimulation des Gehirns ist die Elektrokonvulsionstherapie (EKT). Sie wird bei schweren depressiven Erkrankungen, wahnhaften Depressionen, bei schwerer Katatonie (stark verkrampfte Haltung des ganzen Körpers) und Psychosen durchgeführt, wenn Medikamente nicht helfen, nicht vertragen oder abgelehnt werden.

Transkranielle Magnetstimulation (rTMS)

Hierbei wird durch eine seitlich am Kopf aufgelegte, stromdurchflossene Magnetspule ein rasch wechselndes Magnetfeld erzeugt. In der Hirnrinde entsteht so ein schwacher Stromfluss, durch die Stimulation soll die Erregbarkeit der Nervenzellen beeinflusst werden.

Genutzt wird das Verfahren vor allem in der Therapie von Depressionen, Schizophrenie, Morbus Parkinson und bei Menschen mit Epilepsie. Erste Versuche fanden schon im 19. Jahrhundert statt, allerdings waren die Spulen damals so groß, dass das gesamte Gehirn beeinflusst wurde. Es kam zu Schwindelattacken, Kreislaufstörungen oder auch zu Bewusstseinsverlust.

Erst 1985 wurde die Magnetstimulation von der modernen Medizin wieder entdeckt. Mit den heutigen viel kleineren Spulen und leistungsfähigen Kondensatoren können schädelnahe Areale der Hirnrinde nebenwirkungsarm stimuliert werden. Dabei durchdringt das erzeugte Magnetfeld den Schädelknochen fast widerstandslos. Durch diese Eigenschaft können auch gezielt gestörte Hirnareale im Bereich der Hörrinde beeinflusst werden. Die Behandlung ist schmerzfrei. Während der Therapie hört man lediglich ein Klopfgeräusch und spürt auch ein Klopfen auf dem Kopf. Ist das zu unangenehm, kann während der rTMS-Sitzung Musik gehört werden.

In bisherigen Studien sah man bei Tinnituspatienten zwar deutliche Verbesserungen der Beschwerden durch die rTMS, jedoch verschwanden bei keinem die Ohrgeräusche vollständig. Um die Methode generell für eine Therapie bei Tinnitus zu empfehlen, bedarf es also noch weiterer Studien mit großen Fallzahlen. Keine Studien gibt es bei Geräuschüberempfindlichkeit, aber die rTMS könnte bei schwergradiger Geräuschüberempfindlichkeit mit schwergradiger psychischer Begleiterkrankung eine therapeutische Option sein, was in Pilotstudien untersucht werden sollte.

Magnetische und elektrische Stimulationsverfahren haben sich bei bestimmten psychischen Erkrankungen bewährt. Die Anwendung bei Hörstörungen wird noch erforscht.

Bei der Therapie einer Depression – die beispielsweise nicht ausreichend mit Antidepressiva behandelt werden kann oder bei zu starken Nebenwirkungen durch entsprechende Medikamente – benötigen viele oft nur eine rTMS-Behandlungsserie mit fünf wöchentlichen Sitzungen von ca. 15 bis 30 Minuten Dauer. Die Effekte sind zwar auch hier sehr unterschiedlich, jedoch kommt es nicht zu den durch Antidepressiva bekannten Nebenwirkungen (z. B. Gewichtszunahme). In einzelnen Fällen sind leichte Kopfschmerzen möglich.

Elektrokonvulsionstherapie (EKT)

Aufgrund von Beobachtungen, dass sich schwere Depressionen oder Psychosen durch spontane epileptische Anfälle bessern konnten, wurde die EKT erstmals im Jahr 1938 in Rom durchgeführt. Erste Anwendungen in Deutschland folgten 1939 in Erlangen, in der Schweiz 1941. Heute wird die EKT standardisiert weltweit angeboten. Die Therapie wird ambulant oder stationär in einer kurzen Vollnarkose unter Muskelrelaxation mit Sauerstoffbeatmung durchgeführt. Es erfolgen acht bis zwölf Behandlungen, in der Regel zweimal pro Woche.

Die Stimulationen mit Stromimpulsen von unter einer Millisekunde lösen einen Krampfanfall aus, der nach ca. 60 Sekunden sistiert und der äußerlich aufgrund der Muskelrelaxation kaum sichtbar ist. Die Erfolgsquoten bei schweren Depressionen betragen über 50 Prozent, bei wahnhaften Erkrankungen über 90 Prozent. Auch die kognitiven Funktionen werden in der Regel verbessert.

Eine Verbesserung gleichzeitig bestehender Geräuschüberempfindlichkeit oder Tinnitus durch die EKT ist bisher nicht in kontrollierten klinischen Studien untersucht worden. Bei schwergradiger Geräuschüberempfindlichkeit und/oder Tinnitus mit begleitender schwergradiger Depression könnte das Verfahren jedoch einen Versuch wert sein.

Versuche, Hörstörungen – insbesondere eine Geräuschüberempfindlichkeit oder einen Tinnitus – mit Gleichstrom oder Wechselstrom geringer Stromstärken an verschiedenen Hirnarealen zu behandeln (ohne Narkose), sind dagegen noch rein experimentell und aktuell bei Tinnitus Gegenstand klinischer Studien. Sie können also derzeit nicht empfohlen werden.

Wann Hörhilfen helfen

Geräuschüberempfindlichkeit und Tinnitus treten, wie Sie inzwischen wissen, häufig in Kombination mit Schwerhörigkeit auf. Bei chronischer Schwerhörigkeit, die das Sprachverständnis, die Teilhabe am sozialen Leben und die Lebensqualität beeinträchtigt, bzw. bei einer Schwerhörigkeit, die störende Ohrgeräusche oder eine belastende Geräuschüberempfindlichkeit bewirkt, ist eine Versorgung mit Hörgeräten sinnvoll. Je nach Situation sind aber selbstverständlich auch hier zuvor alle Möglichkeiten einer medikamentösen Therapie auszuschöpfen.

Bei einer Phonophobie und Misophonie helfen Hörgeräte und Rausch- bzw. Klanggeneratoren nur, wenn gleichzeitig eine Schwerhörigkeit besteht. In den meisten Fällen einer Phonophobie und Misophonie sind jedoch die Hör- und Unbehaglichkeitsschwelle normal. Auch das Telefonieren kann über spezielle Hörsysteme erfolgen oder auch die Verknüpfung mit allen anderen digitalen Audiosystemen wie Radio und Fernsehen.

Bei einer Phonophobie und Misophonie helfen Hörgeräte und Rausch- bzw. Klanggeneratoren, wenn gleichzeitig eine Schwerhörigkeit besteht.

Hörgeräte bestehen aus einem Mikrofon, mit dem der eintreffende Schall aufgenommen wird, einem Verstärker für die Lautstärke, einem Empfänger für die Sendung des verstärkten Schalls

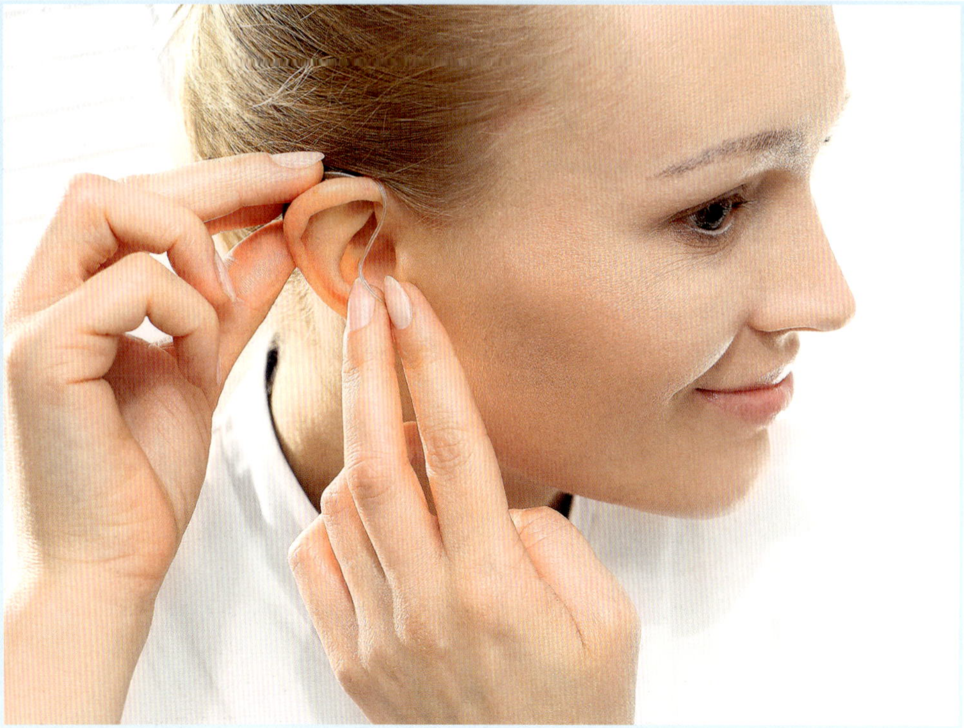

ins Mittelohr sowie einer Batterie für die Stromversorgung. Die Geräte können im Gehörgang oder auch hinter dem Ohr platziert getragen werden.

Der Hörgeräteakustiker programmiert die Hörgeräte entsprechend des individuellen Hörvermögens. Dabei ist immer eine vergleichende Anpassung verschiedener Hörsysteme sinnvoll, um die entsprechenden Erfahrungen und somit eine bestmögliche, zu den eigenen Bedürfnissen passende Entscheidung zu ermöglichen. Hörgeräte reduzieren Hintergrundgeräusche und verstärken Sprache. Falls gewünscht, kann mit einem entsprechenden Programm auch Musikhören verstärkt werden. Darüber hinaus können einige Hörgeräte auch mit Rauschgeneratoren zur Tinnitustherapie eingesetzt werden. Dabei gibt es heute über drahtloses Zubehör und mithilfe von Apps die Möglichkeit, verschiedene Rauschgeräusche zu hören, z. B. weißes Rauschen, Wellen und andere Naturgeräusche.

Durch das in ein Hörgerät integrierte Rauschen wird die Aufmerksamkeit vom eigenen Tinnitus abgelenkt. In Studien konnte durch eine solche Kombination die Tinnitusbelastung zu 90 Prozent deutlich reduziert werden. Weitere Maßnahmen zur Gewöhnung an den Umgang mit Tinnitus im Alltag werden ergänzend empfohlen (Tinnitus Bewältigungstraining).

Kommen konventionelle Hörgeräte z. B. wegen Missbildungen des äußeren Ohres oder wegen Allergien auf Hörgerätematerialien nicht infrage, können kleine Hörgeräte direkt ins Mittelohr an die Gehörknöchelchenkette implantiert werden.

CROS- und BICROS-Versorgungen und Cochleaimplantat

Bei hochgradiger Schwerhörigkeit kommen Hörgeräte infrage, bei denen der Schallprozessor in den Knochen hinter dem Ohr implantiert und der eintreffende Schall über den Knochen übertragen wird. Bei einseitiger Gehörlosigkeit ist die Übertragung des Schalls auch auf das hörende Ohr der Gegenseite möglich: Dies wird CROS-Versorgung genannt (engl. contralateral recruitment of signals). Durch ein Hörgerät im Ohr oder hinter dem Ohr wird dabei der Schall auf dem gehörlosen Ohr empfangen, dann über Funk dem hörenden Ohr übermittelt. Eine sogenannte BICROS-Versorgung kommt infrage, wenn auch das hörende Ohr schlecht hört und der Schall auf diesem schwerhörigen Ohr ebenfalls verstärkt wird.

Der Vorteil dieser CROS- und BICROS-Versorgungen ist, dass so auch ein Richtungshören und somit die Orientierung in Alltagssituationen wieder möglich wird. Fahrzeuge im Straßenverkehr können besser wahrgenommen und gesellschaftliche Anlässe genossen werden. Wichtig dabei ist das tägliche Tragen der Hörgeräte, um das Gehirn zu trainieren. Denn es soll nicht einfach nur verstärkter Schall weitergeleitet, sondern auch wieder ein optimales Sprachverständnis erreicht werden.

Bei einseitiger Gehörlosigkeit und einem intakten Hörnerven gibt es auch die Möglichkeit eines Cochleaimplantats (engl. cochlear implant, kurz CI). Dieses Implantat übernimmt durch elektrische Stimulation quasi die Funktion des Innenohrs. Bei Menschen mit einer beidseitigen Gehörlosigkeit ist es die einzige Möglichkeit, Hörvermögen zu erreichen bzw. wiederherzustellen.

Das Implantat besteht aus einem Sprachprozessor mit Mikrofon und Sendespule hinter dem Ohr. Die Spule ist mit einem Magneten versehen. Der zweite Teil besteht aus einer ebenfalls mit einem Magneten versehenen Empfangsspule, die unter der Haut hinter dem Ohr liegt. Hinzu kommen ein Elektrodenträger und Elektroden, die in der Hörschnecke des Innenohrs so platziert werden, dass die angesprochene elektrische Übertragung auf den Hörnerven ermöglicht werden kann.

Wem eine stationäre Therapie hilft

Bei schwergradiger Betroffenheit durch eine Geräuschüberempfindlichkeit, Misophonie und Phonophobie oder Tinnitus ist eine stationäre Therapie sinnvoll.

Die stationäre Therapie ist bei einer Geräuschüberempfindlichkeit, Misophonie und Phonophobie mit schwergradiger Betroffenheit sinnvoll, ebenso bei schwergradiger und sehr schwergradiger Betroffenheit durch Tinnitus und psychische Begleiterkrankungen. In Deutschland wird die stationäre Therapie von Geräuschüberempfindlichkeit und Tinnitus in etwa 30 psychosomatischen Kliniken bundesweit angeboten. In der Schweiz haben wir ein derartiges Angebot seit Januar 2006 nur in den Psychiatrischen Diensten Graubünden (PDGR): für Allgemeinversicherte in der Klinik Beverin in Cazis (tinnitusklinik.ch), für Privatversicherte in der Klinik Mentalva in Cazis (mentalva.ch). Das Therapiekonzept basiert auf einer integrierten psychiatrisch-psychotherapeutischen Behandlung.

Langfristig geht es darum, psychisch gesund und selbst zum Experten der eigenen Erkrankung zu werden – und auch Experte einer erfolgreichen Behandlung. Ihre aktive Mitarbeit ist also gefragt. So sollen Sie z. B. in die Lage versetzt werden, das erlernte Verhalten auch zu Hause im privaten oder beruflichen Bereich umzusetzen, um künftig mit Belastungen umgehen zu können.

Als Formen der Psychotherapie werden vor allem die kognitive Verhaltenstherapie, die mentalisierungsbasierte Psychotherapie (siehe auch Seite 96) sowie die psychodynamische Psychotherapie als Einzel- und Gruppentherapie angeboten. Unter Mentalisierung wird die Fähigkeit verstanden, seine eigenen Gedanken, Gefühle, Bedürfnisse, Hoffnungen, Wünsche, Lebensentwürfe und Lebensträume zu erkennen und zu verstehen. So soll auch daraus resultierendes Verhalten verstanden werden. Die jeweilige Therapie muss der individuellen Problematik und an die persönlichen Zielvorstellungen angepasst sein, wobei man auch persönliche Bezugspersonen in der Zeit des Aufenthalts hat. Angeboten werden je nach Klinik u. a. auch eine Musik- und Hörtherapie.

Ein erfolgreiches therapeutisches Vorgehen in einer spezialisierten psychosomatischen Klinik setzt Ihren Wunsch voraus, an den eigenen Problemen zu arbeiten, die Ursachen zu erforschen und das eigene Verhalten bzw. persönliche Einstellungen verändern zu wollen. Insofern versteht sich die Therapie auch als eine Hilfe zur Selbsthilfe. Weitere Maßnahmen sind Verfahren, die sowohl die Entspannung und Achtsamkeit fördern, wie auch die Aktivität, individuellen Ausdruck und Kreativität. Dies soll dazu beitragen, soziale Beziehungen zu stärken und die Lebensqualität durch eine Wahrnehmungsveränderung zu verbessern. Beispiele sind die Bewegungs- und Tanztherapie, Gestaltungs- und Maltherapie, Sporttherapie, Atemtherapie und Entspannungstrainings, tiergestützte Psychotherapie, Physiotherapie, Massagen und Akupunktur.

Fallbericht 5: Einsam im Tessin

Eine 75-jährige Patientin aus dem Tessin wird zur stationären Therapie wegen Tinnitus und einer Geräuschüberempfindlichkeit in die Klinik aufgenommen. Sie hat eine Schallempfindungsschwerhörigkeit rechts und ist seit der Kindheit auf dem linken Ohr gehörlos. Seit zehn Jahren hat sie ein rauschendes Ohrgeräusch rechts, das seit einem Jahr deutlich an Intensität zugenommen hat. Ebenfalls seit einem Jahr leidet sie unter permanentem Drehschwindel. Die Patientin ist verwitwet und hat einen Stiefsohn, zu dem wenig Kontakt besteht. Wegen der Geräuschüberempfindlichkeit geht sie kaum noch aus dem Haus und lebt sehr zurückgezogen. Es bestehen weiterhin eine koronare Herzerkrankung und Bluthochdruck. Sie wird deswegen medikamentös behandelt, wobei u. a. Schwindel und Depression hier zu den Nebenwirkungen zählen.

Erfolglos hatte man bei dieser Patientin versucht, die Schwindelsymptomatik ebenfalls medikamentös (Betaserc 48 mg täglich,

Torecan 13 mg täglich) zu behandeln. Vor sieben Jahren erfolgte die Versorgung mit einem CROS-Hörsystem, das die Patientin aber nicht trägt. Die ohrenärztliche Untersuchung zeigt das Trommelfell beidseits reizlos und geschlossen. Es liegen normale Druckverhältnisse der Mittelohren vor. Auch eine orientierende neurologische Untersuchung ist unauffällig. Die Überprüfung der Gleichgewichtsorgane zeigt eine Unerregbarkeit links bei normaler Erregbarkeit rechts. Die Patientin ist bewusstseinsklar, freundlich und aufgeschlossen. Sie hat eine leichte Konzentrationsstörung. Die Gedanken sind auf das depressive Erleben der Tinnitus- und Hyperakusisproblematik eingeengt. Die Belastung durch den Tinnitus und die Geräuschüberempfindlichkeit wird als sehr schwergradig empfunden. Sie fühlt sich sehr einsam. Suizidgedanken, Wahn oder Zwang sind aber nicht vorhanden.

Während des stationären Aufenthaltes erhält die Patientin neben einer medikamentösen Behandlung zweimal wöchentlich eine Psychotherapie. Ferner lernt sie die progressive Muskelentspannung und bekommt Physiotherapie und Massagen für ihre verspannte Rückenmuskulatur. Sie nimmt auch an einer Genussgruppe und am gemeinsamen Kochen teil.

Zweimal in der Woche erhält die Patientin eine Musik- und Hörtherapie. Dort werden positive Hörwahrnehmungen durch Musik, das eigene Musizieren, aber auch das achtsame Hören (z. B. von Vogelstimmen oder Blätterrauschen bei einem Waldspaziergang) vermittelt. Auf diese Weise erfährt sie, dass selbst bei stark gestörter Hörfunktion mit Tinnitus und Geräuschüberempfindlichkeit schönes Hören möglich ist. Besondere Freude bereitet es ihr, auf dem Koto zu spielen – einem zitherähnlichen japanischen Musikinstrument. Auch Mozarts Flötenkonzerte und die „Kleine Nachtmusik" hört sie gerne. Durch das multimodale Therapiekonzept ist die Patientin nach vier Wochen frei von Depressionen und ihrer Schwindelsymptomatik. Ihr Schlaf hat sich gebessert, und auch der Tinnitus wird kaum noch belastend erlebt. Die Patientin wird die für sie gebrannten Musik-CDs zu Hause morgens und abends weiterhin hören und die erlernten Entspannungsübungen täglich durchführen.

Dieses Beispiel zeigt: Durch ein stationäres multimodales Therapiekonzept erfahren viele Menschen mit einer Geräuschüberempfindlichkeit, Tinnitus und psychischen Beschwerden meist eine wesentliche Besserung, sodass sie anschließend in ambulanter Psychotherapie gut weiterbehandelt werden können. Aufgrund meiner positiven Erfahrungen auch mit schwergradig und sehr schwergradig Betroffenen von Geräuschüberempfindlichkeit und Tinnitus empfehle ich dennoch, eine Klinikeinweisung erst dann in Betracht zu ziehen, wenn eine ambulante Therapie nicht kurzfristig eine wesentliche Besserung bringt.

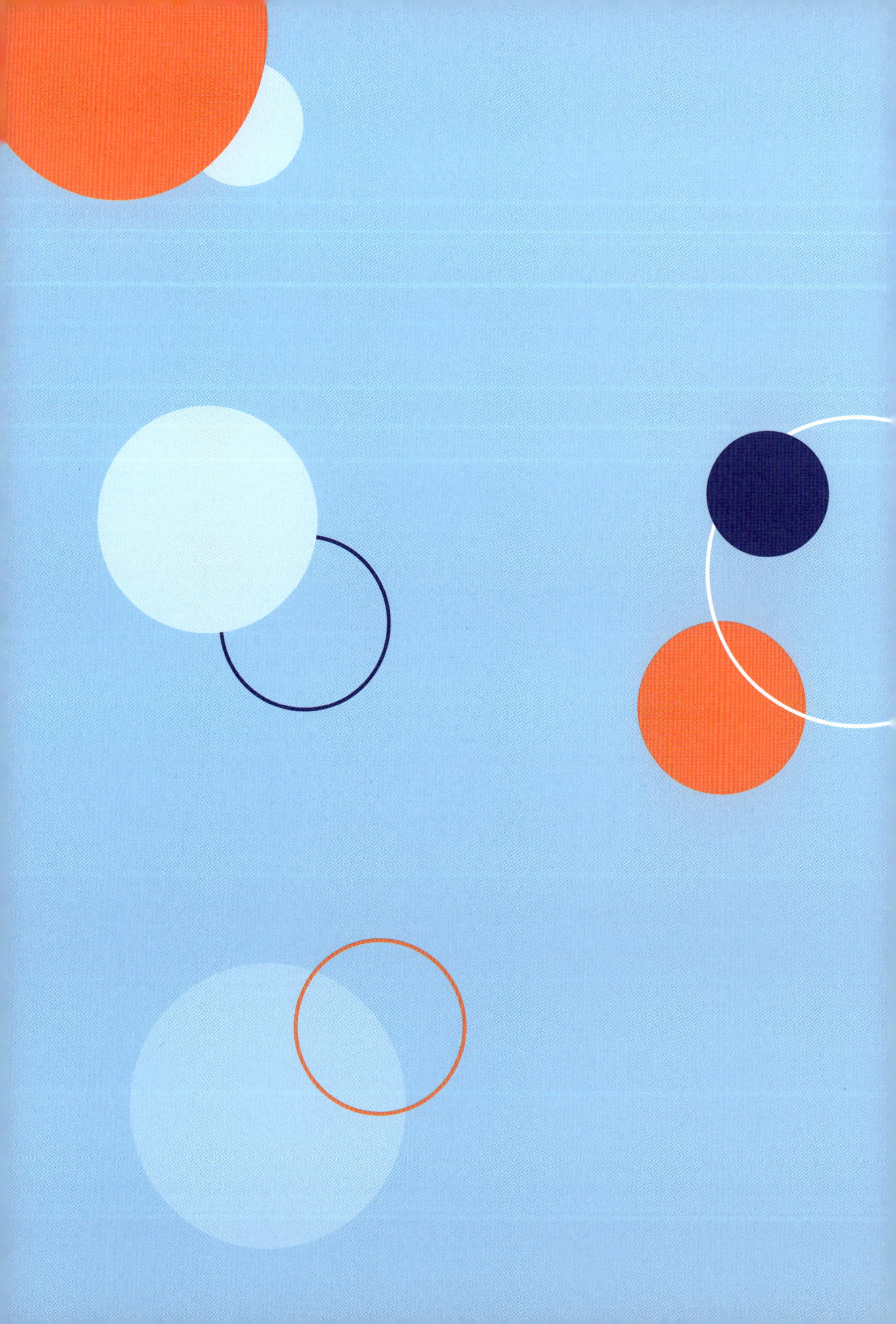

DIE TIEFER LIEGENDEN GRÜNDE UND ZUSAMMENHÄNGE VERSTEHEN

Psychosomatische und psychosoziale Ursachen für Ihre Geräuschüberempfindlichkeit aufzudecken, lohnt sich immer, setzt allerdings unbedingt Ihre eigene aktive Mitarbeit, den Willen zur Selbsterkenntnis und die Bereitschaft zur Veränderung voraus. Insbesondere Hörprobleme wie eine allgemeine Geräuschüberempfindlichkeit, die Misophonie und die Phonophobie haben bei Erkennen der tiefer liegenden Ursachen durch die richtige Therapie und die Hilfe zur Selbsthilfe eine sehr gute Prognose. Die in diesem Kapitel vorgestellten Methoden der Ganzheitsmedizin unterstützen diesen Prozess.

Die Neigung zu Hörproblemen

Ein spannender Aspekt ist die Frage, ob es Menschen gibt, die eine besondere Neigung haben, Hörprobleme bei völlig normaler Anatomie und Funktion der Ohren zu entwickeln.

Die Haltung, mit der wir durch das Leben gehen, hat einen Einfluss auch auf unsere Sinne und das Hören.

Tatsächlich hat die Haltung, mit der wir durch das Leben gehen, einen Einfluss auch auf unsere Sinne und das Hören. Interesse an seinen Mitmenschen zu haben, empfindsam zu sein, mitfühlen zu können, Mitleid zu haben, helfen zu wollen und Hilfe auch zu leisten, sind beispielsweise positive Eigenschaften, die ein harmonisches Zusammenleben in der Familie, im Beruf und im sozialen Umfeld ermöglichen. Diese Empathie wird allerdings oft dadurch gestört, dass es einem selbst nicht gut geht, man sich selbst nicht gut genug kennt oder wertschätzt – sich selbst nicht liebt. Eine Haltung, die in vielerlei Hinsicht Einfluss hat – und auch eine Therapie fördern oder blockieren kann.

Verletzungen in Kindheit und Jugend

Enge emotionale und gesunde psychosoziale Beziehungen zu seinen Mitmenschen aufzubauen, wird durch entsprechend positive Erfahrungen in den ersten Bindungsbeziehungen gefördert. Von besonderer Bedeutung sind dabei die Beziehungen zu den eigenen Eltern oder anderen betreuenden Personen in der frühen Kindheit. Wird hier uneigennützige Liebe, große Fürsorge, Sicherheit und Geborgenheit erfahren, ist eine wichtige Voraussetzung für gute psychosoziale Beziehungen und gute empathische Bindungsfähigkeit im weiteren Leben geschaffen.

Fehlt einem Kind die liebevolle Betreuung und Sicherheit, kann es später unter psychosomatischen und psychosozialen Erkrankungen leiden.

Fehlt dem Kind die liebevolle Betreuung und Sicherheit, kann es später Bindungsprobleme, psychosomatische und psychosoziale Erkrankungen geben. Dies muss aber nicht zwangsläufig so sein, denn spätere erfolgreiche Sozialisierungen bzw. gute Bindungserfahrungen in Kindergarten, Schule, Verein oder Freundesgruppe können den frühkindlichen Mangel kompensieren.

Akute und chronische körperliche und/oder psychische Verletzungen bzw. Traumatisierungen können später zu oft unbewussten psychosomatischen und/oder psychosozialen Problemen führen. Dies gilt in gleicher Weise für akute bzw. einmalige Traumatisierungen genauso wie für chronische bzw. mehrfache traumatische Erfahrungen. Beispiele sind sexuelle Übergriffe, körperliche Misshandlungen, Unfälle, kriminelle Gewalt oder körperliche Misshandlungen in der Kindheit oder Jugend. Aber auch Naturkatastrophen wie Überschwemmungen, Erdbeben, Kriegsgeschehen, Erfahrungen von Flucht oder Vertreibung.

Kinder verdrängen negative Erinnerungen, finden beschönigende, verklärte, magische Erklärungen oder geben sich selbst die Schuld. Oft begraben sie die negativen Erfahrungen in ihr Unterbewusstsein, wirklich vergessen werden sie aber nicht. Das menschliche Gehirn speichert alle körperlichen Erfahrungen und geistigen Erinnerungen und damit alles, was wir mit unseren eigenen Sinnesorganen in bestimmten Situationen jemals wahrnehmen.

Wichtig ist aber nicht nur die Traumatisierung, sondern auch der Traumaprozess. Das heißt, wie geht man selbst und das eigene soziale Netzwerk mit Traumatisierungen um. Erfährt man z. B. Hilfe von der Mutter oder von anderen Bezugspersonen, wenn man vom Vater geschlagen wird? Wie verhält sich die Kirchenleitung, wenn dies der Priester tut?

Verschiedene Phasen werden durchlaufen

Nach einem Trauma werden verschiedene Phasen durchlaufen.

- In einer ersten Phase kommt es häufig zu Angst, Trauer, Wut und Verzweiflung in der Erfahrung des Leids, des Ausgeliefertseins und der Hilflosigkeit. Bereits hier kann es zu einer bleibenden krankhaften Entwicklung kommen, z. B. zu einer

Angststörung mit Panikattacken, zu Orientierungs- und Realitätsverlust oder Verwirrung.

- In einer zweiten Phase wird das Erlebte oft verdrängt bis verleugnet und wird mitunter zum Familiengeheimnis – zum Tabu.
- In einer dritten Phase können die Erinnerungen wieder an die Oberfläche kommen, und dann z. B. in Albträumen nachts wiederkehren oder einen tagsüber mit Bildern überfluten.
- In einer vierten Phase können diese Probleme entweder selbst, mit familiärer oder therapeutischer Hilfe besprochen und schließlich gelöst werden. Gelingt dies nicht, kommt es erneut zur Verdrängung oder zu wiederholtem, angst- und schmerzvollem Erleben der Traumata.

Traumatische Erfahrungen können unbewusst auf eine Wut oder Hass auf bestimmte Geräusche verschoben werden.

Hieraus können sich psychische Erkrankungen wie Angststörungen mit Panikattacken, Depressionen, somatoforme Störungen und Persönlichkeitsstörungen entwickeln. Auch können die traumatischen Erfahrungen unbewusst auf eine Wut oder einen Hass auf bestimmte Geräusche verschoben werden. Auch die Angst vor bestimmten Geräuschen oder eine allgemeine Geräuschüberempfindlichkeit ist möglich.

In der Diagnostik und Therapie ist es daher wichtig, sich gemeinsam anzuschauen, in welchem körperlichen und vor allem auch geistigen Zustand Sie sich befinden. Es ist wichtig, zu hinterfragen, welche Auswirkungen die persönliche Situation auf Ihr Denken, Wahrnehmen, Fühlen und Handeln hat. Bin ich z. B. zufrieden, lebe ich mit mir und meinen Mitmenschen im friedlichen Miteinander? Oder hat mich in der Vergangenheit etwas an jemandem, warum auch immer, gestört? Oder stört es mich vielleicht (noch) jetzt?

Beispiele hilfreicher Fragen, sich selbst besser zu erkennen

- Liebe und schätze ich mich selbst – und zwar so, wie ich bin?
- Kann ich auch andere Menschen wertschätzen und lieben?
- Wenn nein, warum nicht, wen nicht oder nicht mehr?
- Welche seelischen Verletzungen habe ich erfahren?
- Kann ich zuhören, mich in andere hineinversetzen und auch verzeihen?
- Bin ich voller Energie oder fühle ich mich schwach?
- Welche Kraftquellen habe ich, um gesund zu sein, zu werden und/oder zu bleiben?
- Bin ich mutig, hoffnungsvoll, optimistisch oder voller Sorge, ängstlich und pessimistisch?
- Wie viel kann ich ertragen bzw. wo sind die Grenzen meiner Belastbarkeit?
- Habe ich Vertrauen in mich, meine Familie, Freunde und Bekannte?
- Neige ich dazu, Menschen, Situationen und Umstände in Denkkategorien einzuordnen (z. B. Diskriminierung, Anfeindung, Bedrohung)?
- Gibt es Beziehungen und/oder Umstände, die mich krank machen, und die ich beenden sollte?
- Wer bin ich, wer will ich sein?
- Wie will ich mein Leben für mich und andere gestalten?

Durch eigenes Nachdenken, durch Gespräche mit der Familie oder anderen wichtigen Bezugspersonen oder auch im therapeutischen Gespräch können und sollten diese Fragen geklärt und beantwortet werden. So kann es gelingen, Traumatisierungen der Vergangenheit zu erkennen und zu überwinden. So kann es beispielsweise gelingen, Mitgefühl für das kleine Kind von damals zu entwickeln, das geschlagen oder vergewaltigt wurde, es zu lieben, zu umarmen und zu trösten. So kann es gelingen, im Hier und Jetzt gesund zu werden, ganz zu sein, Sicherheit und Geborgenheit zu erfahren.

Sich selbst und andere wertschätzen und lieben zu können, ist die Voraussetzung für ein glückliches Leben.

Therapien, die oft weiterhelfen

Viele Menschen mit Hörbeeinträchtigungen wie Geräuschüberempfindlichkeit, Misophonie, Phonophobie und Tinnitus sind gestresst und können sich nicht gut entspannen. Besonders häufig sind Schlafstörungen.

Formen der Entspannung, wie das autogene Training oder die progressive Muskelentspannung und Stressbewältigung, sind daher wichtige Elemente der Therapie. Auch die Musik- und Hörtherapie bietet gute Wege, emotionalen Stress zu bewältigen und Geräuschüberempfindlichkeit zu lindern bzw. bestenfalls zu überwinden. Einige Möglichkeiten möchte ich Ihnen jetzt vorstellen.

Danach wird von den verschiedenen Formen der Psychotherapie auf die kognitive Verhaltenstherapie, die Hypnotherapie und die mentalisierungsbasierte Psychotherapie eingegangen und abschließend Möglichkeiten der Akupunktur und der Neuraltherapie aufgezeigt.

Musik- und Hörtherapie

Musik hat viele Eigenschaften und Wirkungen: Sie unterhält, belebt, entspannt und weckt Sehnsüchte. Sie kann aber auch Traurigkeit auslösen, Spannungen erzeugen und aggressiv machen.
Im Mittelpunkt einer Hör- und Musiktherapie steht ein Verhaltenstraining, bei dem die individuellen Hörfähigkeiten durch Vermittlung theoretischer Grundlagen und durch das Schulen des Hörbewusstseins neu strukturiert werden. Dabei wird aktives, bewusstes Hören gefördert, wie auch die Wahrnehmung anderer Sinne wie das Riechen, Schmecken, Fühlen oder Sehen.

Mit neu geöffneten Sinnen und Ohren soll die Freude am Hören und damit auch allgemeine Lebensfreude zurückgewonnen werden.

Mit neu geöffneten Sinnen und Ohren soll die Freude am Hören und damit auch allgemeine Lebensfreude zurückgewonnen werden. Beispielsweise sollen die negativen Wahrnehmungen eines Tinnitus, der Geräuschüberempfindlichkeit, Misphonie oder Phonophobie durch positive Hörerfahrungen verändert und

Hören wieder positiv besetzt werden. Letztlich geht es also um die achtsame Änderung von Denk- und Verhaltensweisen, um eigene Ressourcen zur Heilung zu erschließen und stressresistenter zu werden.

Schon ein Waldspaziergang bietet dazu gute Möglichkeiten: das Hören von Vogelstimmen, von rauschenden Blättern im Wind oder einem Knacksen im Unterholz. Eine weitere Variante ist eine Blindführübung. Dazu lässt man sich mit verbundenen Augen führen, um sich ganz auf das Hören zu konzentrieren – ohne Unterstützung des Sehens.

Ein Hörtraining und regelmäßiges Musikhören entsprechend der eigenen Hörvorlieben soll die Neugierde und Phantasie anregen, um nach und nach die Aufmerksamkeit umzulenken. Wer von Geräuschüberempfindlichkeit, Misophonie, Phonophobie und Tinnitus betroffen ist, wird z. B. in die Lage versetzt, die als unangenehm empfundenen Geräusche besser kontrollieren und bewusst steuern zu können. Dazu gehört auch aktives, spielerisches und experimentierfreudiges Gestalten von Klangwelten, etwa das Singen und eigene Musizieren.

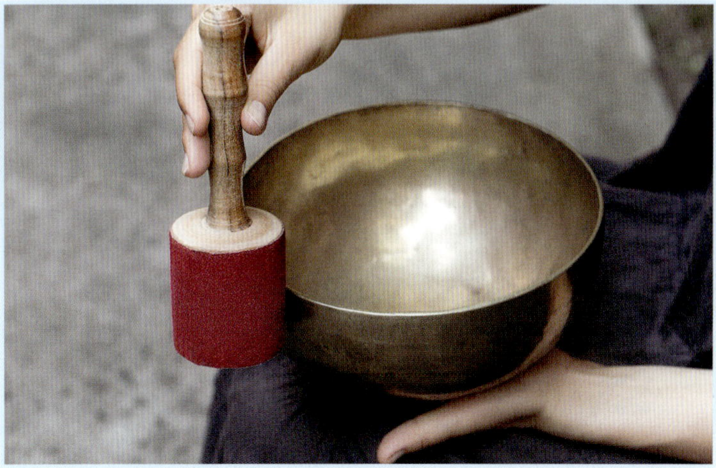

Hörtherapie: Eine Möglichkeit von vielen ist es, den betreffenden Ton mit einer Klangschale als Klangteppich zu umspielen.

Eine Grundidee bei unangenehmen Geräuschwahrnehmungen ist es, das Phänomen des Ohrgeräusches wie Musik zu behandeln und in einen musikalischen Klangteppich zu integrieren. Der Spaß am Hören wird dem Hörstress entgegengesetzt. Zu Beginn der Therapie werden dazu die unangenehmen Geräusche in Tönen und Klängen nachempfunden, dann mit akustischen Musikinstrumenten nachgespielt und in selbst erstellte Musikstücke (z. B. Entspannungsmusik) integriert. So soll das als unangenehm empfundene Geräusch schrittweise zu einem angenehmen Musikbestandteil werden.

Durch die Musik- und Hörtherapie soll die Freude am Hören wiedererlangt werden. Unangenehme Geräusche werden dabei in die eigene Klangwelt integriert.

Eine weitere Möglichkeit ist es, den betreffenden Ton beispielsweise mit einer Glocke, einer Klangschale oder Saiteninstrumenten als Klangteppich zu umspielen. Auch die eigene Stimme ist gut geeignet, um unangenehme Geräusche durch Singen zu modulieren. Durch die so entstehenden Resonanzräume kann man lernen, sich mit den störenden Geräuschen zu arrangieren, sie besser zu tolerieren oder sich sogar mit ihnen anzufreunden.

Musiktherapeutische Tiefenentspannung

Musikalische Tiefenentspannung durch Hören von harmonischer Musik – beispielsweise liegend auf einer Klangliege – vermittelt eine angenehme Entspannung und kann in eine Trance führen. In dieser klang- oder musikinduzierten Trance kommen oft alte Erinnerungen hoch, die angenehm, aber auch unangenehm bzw. bislang verborgene oder verdrängte Erinnerungen sein können.

Mit spezialisierten Musiktherapeuten werden die individuellen Hörerlebnisse, Gefühle und Gedanken besprochen und reflektiert. Dabei kann auch eine gemeinsame Deutungsarbeit stattfinden, um das in der Trance Erlebte mit dem Hier und Jetzt bzw. der aktuellen Lebenssituation in Verbindung zu bringen. Diese Erfahrungen sollen dabei helfen, für bestehende Probleme oder Konflikte Lösungen zu finden, die sich ihrerseits entspannend auf das Alltagshören auswirken.

Kognitive Verhaltenstherapie

Die kognitive Verhaltenstherapie identifiziert innere Blockaden, um Alternativen zu entwickeln

Die kognitive Verhaltenstherapie (KVT) ist ein wissenschaftlich anerkanntes Verfahren der Psychotherapie. Aufgrund kontrollierter Studien wird die KVT als psychotherapeutische Methode der Wahl bei mittel- und schwergradigem Tinnitus in internationalen Leitlinien empfohlen. Sie ist auch gut zur Therapie von Geräuschüberempfindlichkeit, Misophonie und Phonophobie geeignet.

Dabei geht es um das Erkennen der einer Gesundheitsstörung zugrunde liegenden Probleme. Diese gilt es zu bearbeiten und praktikable Lösungen zu finden. Man beobachtet sich dabei selbst, um zusammen mit dem Therapeuten ungünstige Denkmuster herauszufinden. Negative, nicht zielführende bzw. dysfunktionale Gedanken, die krank machen können, werden bewusst. Gedanken, die oft rund um die Uhr daran hindern, gelassen zu agieren und glücklich zu sein. Sich selbst zu verändern, statt die Fehler bei anderen zu suchen, eröffnet die Möglichkeiten einer sich insgesamt verändernden Umwelt.

Schicksal wird in der KVT als Chance gesehen. Probleme werden als etwas betrachtet, das aus eigener Kraft gelöst werden, woran man wachsen kann. Bei Geräuschüberempfindlichkeit geht es z. B. nicht darum, sich von den Triggerfaktoren bzw. aus Sorge, Angst oder Abneigung zurückzuziehen. Statt Vermeidung geht es vielmehr um eine Reizkonfrontation und Desensibilisierung. Diese erfolgt zunächst gedanklich in entspanntem Zustand. Begonnen wird immer mit Faktoren, die am wenigsten Abneigung oder Angst auslösen, bevor es schließlich an Situationen der stärksten Belastung geht.

Eine andere Methode ist die der Reizüberflutung. Dabei geht es um eine bewusste Konfrontation mit einem besonders starken Trigger. Diese Situation soll so lange ausgehalten werden, bis die damit verbundenen negativen Empfindungen nachlassen. Hat man diese Aufgabe erfolgreich gemeistert, wird man erfahren können, dass bei wiederholt auftretenden ähnlichen Konfrontationen die negativen Konsequenzen ausbleiben. Meine Erfahrung ist, dass solche intensiven Erlebnisse gut in einer Gruppe gelingen, in der man sich gegenseitig stützt. Aus diesem Grund kann die kognitive Verhaltenstherapie gut mit einer psychodynamischen Gruppentherapie kombiniert werden.

Fallbericht 6: Emanzipation von den Eltern mit 51

Ein 51-jähriger Personalchef klagt über Drehschwindelanfälle und ein pfeifendes Ohrgeräusch seit sechs Wochen und Druckgefühl auf dem rechten Ohr seit zwei Jahren. Seit der Jugend habe er eine sehr starke Abneigung gegen Essensgeräusche, Klappern von Geschirr und Tastaturen, das Tropfen von Wasser, Knirschen von Chips oder die Geräusche von Bleistiften. Beim Essen mit der Familie trägt er deswegen einen Kopfhörer und hört Musik.

Das Trommelfell ist beidseits reizlos und geschlossen. Die Druckverhältnisse in den Mittelohren sind normal. Im Reintonaudiogramm messe ich eine Schallempfindungsschwerhörigkeit rechts mit einem Hörverlust von 58,5 Prozent bei normalem Hörvermögen links. Im Sprachaudiogramm beträgt der Hörverlust rechts 88,3 Prozent. Der Tinnitus ist mit fünf dB Schmalbandrauschen über der Hörschwelle bei 1000 Hz maskierbar. Die Unbehaglichkeitsschwelle ist normal.

Bei der Überprüfung des Gleichgewichtsorgans findet sich eine Untererregbarkeit rechts von 50 Prozent im Seitenvergleich. Meine Diagnosen lauten: Morbus Menière rechts und Misophonie.

Die Betroffenheit durch die Schwindelsymptomatik, den Tinnitus und die Misophonie ist schwergradig. Eine psychische Erkrankung kann ich aber nicht feststellen. Die Schwindelsymptomatik ist durch eine medikamentöse Behandlung rasch rückläufig. Zudem wird das rechte Ohr mit einem Hörgerät versorgt. Das Druckgefühl auf dem rechten Ohr besteht durch diese Behandlung nicht mehr, der Tinnitus wird nur noch abends ohne Hörgerät wahrgenommen.

Als auslösende Situation für die Misophonie finden wir das Verhalten des Vaters der ersten Freundin des Patienten. Dieser sorgte dafür, dass der Patient bei abendlichen Besuchen im Elternhaus der Freundin nicht mit ihr allein sein konnte. Er nahm das Abendessen also mit der ganzen Familie seiner Freundin ein. Danach wurde gemeinsam ferngesehen, wobei der Vater der Freundin Chips und Erdnüsse knabberte. Der Patient erzählt, auch sein eigener Vater sei autoritär, habe seit jeher den Gehorsam der fünf Kinder eingefordert und könne auch mit über 70 Jahren nicht aufhören, sich einzumischen. Eine besondere Abneigung empfindet mein Patient gegen die ständigen Ermahnungen, mit seinen Eltern und der Familie am Sonntag die kirchliche Messe zu besuchen. Ein weiterer Triggerfaktor ist die berufliche Belastung des Patienten in der Verantwortung für ca. 1000 Mitarbeiter einerseits sowie den Ansprüchen wechselnder Vorgesetzter andererseits.

Bereits das Erkennen der auslösenden Situationen wird vom Patienten als befreiend empfunden. Er führt ein klärendes Gespräch mit seinen Eltern und verbittet sich Aufforderungen zum Besuch der Messe. Er lernt, sich zu entspannen, Freiräume zur Erholung zu schaffen. Er lernt auch, zu verzeihen.

Das Erkennen der Ursachen des Leidens ist der entscheidende Schritt auf dem Weg zur Gesundheit.

Der Musikkopfhörer wird zunächst durch Gehörschutz nach Maß ersetzt und dieser schließlich immer seltener getragen, zum Schluss sinnvollerweise nur noch bei gehörschädigendem Lärm (z. B. bei einem lauten Konzert). Die gemeinsamen Mahlzeiten mit der Familie können wieder genossen werden. Der Patient freut sich inzwischen sogar auf die gelegentlichen Besuche bei seinen Eltern. Sie ermahnen ihn nicht mehr, die Messe zu besuchen, sondern können ihn als das sehen, was er ist: ein liebevoller Familienvater und erfolgreicher Manager – ein Sohn, auf den man stolz sein kann.

Hypnotherapie

Hypnose ist eine Kommunikationsform auf verbaler und nonverbaler Ebene, die darauf abzielt, in verschiedene Formen von Tranceszuständen gelangen zu können. Hypnose zu Heilzwecken ist ein altes, in frühen Zeiten als magisch verstandenes Verfahren, dessen Wirksamkeit in der psychosomatischen Therapie heute wissenschaftlich belegt ist.

Der Begriff der Trance kommt von dem lateinischen Wort transire und bedeutet hinübergehen oder überschreiten. Trancen sind veränderte, natürliche Bewusstseinszustände, die sich vom Alltagsdenken unterscheiden: In der Trance wird die Aufmerksamkeit mit unseren fünf Körpersinnen gebündelt – dem Hören, Sehen Fühlen, Riechen und Schmecken. Gefühle können verstärkt oder abgeschwächt, Wahrnehmungen (z. B. Schmerzen) verändert oder auch die Kreativität gesteigert werden.

Mithilfe einer Trance kann eine innere Öffnung für neue Lösungen möglich werden. Dabei kann eine Hypnose als alleinige Methode oder in Kombination mit anderen Psychotherapiemethoden (Verhaltenstherapie, analytische Verfahren, systemische Ansätze) angewandt werden. Auch kann durch Hypnose und Trance die Effizienz anderer Therapiemethoden gesteigert werden.

Mithilfe einer Trance kann eine innere Öffnung für neue Lösungen möglich werden. Der Begründer der modernen Hypnose war der Arzt und Psychologe Milton H. Erickson (1901–1980). Er selbst erkrankte im Alter von 17 Jahren an Kinderlähmung. Erickson sah die Stärken und Schwächen, die Defizite und Ressourcen seiner Patienten gleichermaßen. So war er immer darauf bedacht, möglichst viel Positives aus der Vergangenheit, Gegenwart und für die Zukunft herauszufinden und zu suggerieren. „Es ist nie zu spät, um eine glückliche Kindheit gehabt zu haben“, lautet ein bekanntes Zitat Ericksons.

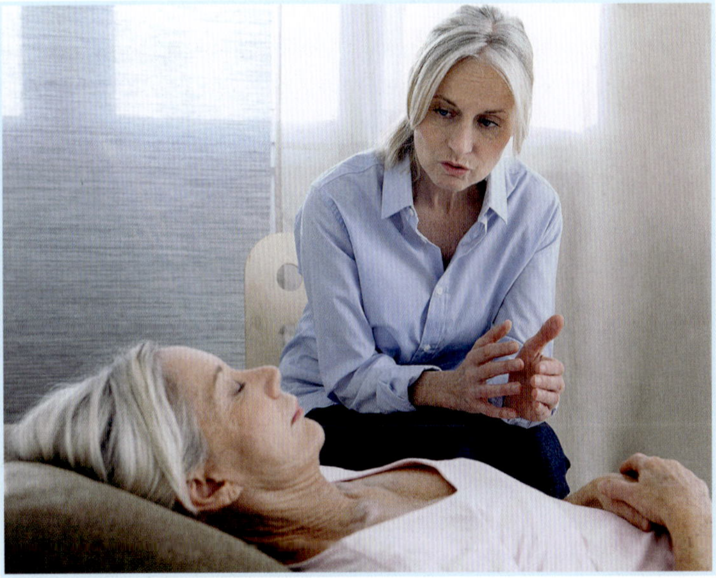

Hypnose ist eine sehr kraftvolle Methode, die es ermöglicht, sehr schnell und direkt an die Wurzel des Problems zu gelangen und dieses aufzulösen.

Demnach besteht immer die Chance, sich von negativen Bewertungen der Kindheit zu befreien und jederzeit im Lebensverlauf ein gutes Fundament für die eigene Existenz zu etablieren.

Eine Hypnose kann alleine schon durch gezielte Entspannung bzw. das innere Loslassen von Problemen rasch Besserung bewirken, vor allem bei Schlafstörungen, Ängsten oder Nervosität und innerer Unruhe. Hypnose verhilft zu einer realistischeren Wahrnehmung des eigenen Selbst.

In der Hypnose können auch unbewusste Ursachen psychosozialer Probleme wie Traumatisierungen erinnert und bearbeitet werden. So ist es z. B. möglich, auslösende Ursachen für Geräuschüberempfindlichkeit, Misophonie und Phonophobie aufzudecken. Es ist auch möglich, die eigenen Träume in der Hypnose nochmals bewusst zu erleben und das Traumerleben in der Trance zu verändern, neu zu bewerten und kreativ Problemlösungen zu finden.

Die Hypnose ermöglicht, Probleme der Vergangenheit zu erkennen und Räume für kreative Lösungen zu öffnen.

Bereits im Erstgespräch wird danach gefragt, was man alles gut kann, gut macht und geleistet hat. Weitere Fragen beziehen sich auf überstandene Schwierigkeiten, bewältigte Konflikte, auf Hobbys und persönliche Kraftquellen. Durch die Trance und auch Anleitungen zur Selbsthypnose wird ein Rahmen geschaffen, der im Sinne der positiven Psychologie auch Humor und Empathie mit einbezieht. Die medizinische Hypnose ist geprägt von Wohlwollen, Respekt und Zuversicht. Wer sich auf diese Methode einlassen kann, wird selbst Experte für das eigene Leben.

Dabei fokussiert sich das Vorgehen nicht auf eine Diagnose, sondern primär auf einen selbst und die individuellen Lebensumstände, um die eigenen Wahlmöglichkeiten zu verbessern.

In der Trance können hypnotische Phänomene auftreten, dazu gehören Dissoziationen, Orientierungen in die Vergangenheit (Altersregression) oder die Zukunft (Altersprogression). Zustände, die zwar auch im Alltag bekannt sind, doch in der Hypnose besonders intensiv erlebt und gezielt genutzt werden können. Bei Dissoziationen fallen psychische Funktionen auseinander, z. B. Gedanken, Wahrnehmung und Bewusstsein. Wir können diese dann getrennt voneinander betrachten und in neuen Assoziationen – mit neuen Wahrnehmungen und Gedanken – zu einem neuen Bewusstsein der Freude und Zufriedenheit miteinander verknüpfen.

Die Orientierung in die Vergangenheit dient in erster Linie dazu, positive Erlebnisse zu erinnern. Gesucht werden Situationen, die mit Erfolg und positiven Emotionen verbunden sind. Diese Altersregression ermöglicht aber auch, frühere Verhaltensweisen zu reaktivieren und so die Ursachen aktueller Probleme und Konflikte aufzudecken. Dazu wird ein Ort der Sicherheit gestaltet: Ein geschützter Raum, in den man sich jederzeit zurückziehen kann, um neue Kraft zu schöpfen.

Die Orientierung in die Zukunft ermöglicht dagegen ein Probedenken, Probefühlen und probeweises Handeln. Man entscheidet dabei selbst, wie man sich mit den Erlebnissen aus der Trance und möglichen Veränderungen künftig auseinandersetzen will. Dabei können bereits verschiedene Aktionswege durchgespielt werden, um sich dann intuitiv für den besten Weg entscheiden zu können.

Fallbericht 7: Graupapageienattacke

Eine 30-jährige, aus Osteuropa in die Schweiz immigrierte Patientin konsultiert mich aufgrund ihrer Geräuschüberempfindlichkeit und ihrer großen Abneigung gegen das Pfeifen zweier Graupapageien, die ihrem Schweizer Ehemann gehören. Das Paar hat vor zwei Jahren nach einer sechsjährigen Beziehung geheiratet und lebt in einem Einfamilienhaus. Der Mann ist geschieden, seine beiden Töchter (16 und 18 Jahre) aus erster Ehe kommen ca. jedes zweite Wochenende zu Besuch.

Als die Patientin ihren Mann kennengelernt hatte, sagte sie ihm, wie schön es sei, dass er die zwei Papageien hätte. So wäre er nicht allein. Die Tiere sind 20 und 30 Jahre alt, haben also noch eine jahrzehntelange Lebenserwartung. Der Mann will auf die Tiere nicht verzichten. Im Streit um die Graupapageien sagte er einmal, eher könne sie gehen. Die Familie meiner Patientin lebt im Ausland. Sie selbst hat als einzige studiert und gerade ihr Jurastudium erfolgreich abgeschlossen. Sie ist eigentlich sehr tierlieb und hat drei Katzen.

Die HNO-Untersuchung ist bis auf die vom nächtlichen Zähneknirschen (Bruxismus) abgekauten molaren Zahnflächen unauffällig. Das Trommelfell ist beidseits reizlos und geschlossen. Die Druckverhältnisse in den Mittelohren und die Hörschwellen im Tonaudiogramm sind normal. Ohrgeräusche bestehen nicht. Ich finde eine leichtgradige Geräuschüberempfindlichkeit und eine Misophonie. Es gibt keinen Hinweis auf eine Angststörung oder eine Depression.

Die Patientin reagiert auf das Pfeifen der Graupapageien mit Ärger und Hass. Wenn sie darüber berichtet, wird ihr Gesicht ganz rot.

Die Atmung und der Pulsschlag werden schneller. Zu Hause rennt sie voller Wut aus ihrem Schlafzimmer in der ersten Etage nach unten zur Voliere im Wintergarten. Sie schlägt mit ihren Fäusten gegen die Glasscheibe, sodass die verschreckten Tiere kurzfristig aufhören zu pfeifen. Der Behandlungsauftrag an mich ist, frei von der Abneigung gegen die Papageienpfiffe zu werden. Meine Patientin will in der Ehe bleiben und das gemeinsame Leben genießen können.

Sie erhält von mir zunächst eine Aufbissschiene zur Behandlung des Bruxismus und einen Rosenwurzextrakt, um ihre Widerstandsfähigkeit zu stärken. Zur Aufdeckung der unbewussten Probleme werden Traumdeutung und Hypnose genutzt. Die Patienten berichtet von angstbesetzten Träumen. Beispiele: Die Patientin sieht aus der Vogelperspektive ein Paar, das durch den Wald im Wechsel der vier Jahreszeiten flieht. Zu Hause leert sie die Waschmaschine und hört plötzlich das Pfeifen der Papageien aus der Waschmaschine. Sie geht unvorbereitet zur Strafrechtsprüfung und hat Panik davor. Tatsächlich hatte sie sich aber sehr gut vorbereitet und auch alle Prüfungen bestanden. Die Frage, ob sie sich schon einmal so richtig über ihren erfolgreichen Studienabschluss gefreut hat, verneint sie.

In der Therapie beginne ich mit dem autogenen Training, das sie zu Hause zweimal täglich durchführt. Der geschützte Ort in der Hypnose ist der eigene Garten, in dem die Patientin auf einem Liegestuhl unter einem blühenden Kirschbaum liegt. Dabei streichelt sie ihre Lieblingskatze und hört angenehmes Vogelgezwitscher. Sie lernt, sich selbst zu schätzen und sich über ihre große Leistung des erfolgreich abgeschlossenen Jurastudiums zu freuen.

Meine Hypothese ist, dass der Schlüssel zur Klärung der Frage, warum sie plötzlich das Pfeifen der Papageien nicht mehr erträgt, in ihrer Vergangenheit verborgen liegen muss. In der medizinischen Hypnose sieht sie sich selbst als wütendes Kind, das sich auf den Boden wirft und schreit, wenn etwas nicht nach Wunsch läuft. Sie sieht, wie sie sich einen Spaß daraus macht, ihre Mutter bewusst so lange zu ärgern, bis diese wütend wird, hinter ihr herläuft und sie mit einem hölzernen Kochlöffel schlägt. So lange, bis dieser zerbricht. Das Problem der Papageien erscheint hier als Projektion kindlichen Fehlverhaltens. Sie personifiziert die Vögel und unterstellt ihnen unbewusst, dass diese sie so ärgern wollen, wie sie dies selbst bei ihrer Mutter getan hat. Wie ihre Mutter reagiert sie auf das Vogelgezwitscher mit Ärger und Gewalt.

Ihre Tierliebe nutzen wir als Ressource, auch die Papageien als Haustiere zu sehen, die ihre Hilfe und Zuwendung brauchen. Sie füttert die Vögel daraufhin mit positiver Emotion und trägt das Weibchen auf dem Arm durch das ganze Haus. Als weitere Methode der Hypnose wende ich die positive Halluzination an: In Trance erlebt die Patientin, wie die Papageien beim morgendlichen Aufwachen pfeifen. Beim ersten Anzeichen von Ärger stellt sie sich ein rotes Ampellicht vor, das Stopp bedeutet.

In der Folge wird bei aufkommendem Ärger immer dieses rote Licht gesehen und dadurch sowohl die negative Emotion gestoppt als auch das zerstörerische Verhalten des Schlagens gegen die Scheibe im Vogelhaus. Im Verlauf der Therapie ändert sich auch der Berufswunsch. Die Patientin möchte nun Rechtsanwältin statt Managerin werden. Mit ihrer Mutter führt sie klärende Gespräche, was zu gegenseitiger Vergebung führt. Diese Erfolge werden in fünf Konsultationen innerhalb von vier Wochen erzielt. Die Psychotherapie wird danach in größeren Zeitabständen fortgesetzt.

Mentalisierungsbasierte Psychotherapie

Ich erlebe oft, dass meine Patienten unter Schwierigkeiten in zwischenmenschlichen Beziehungen leiden. Das Verstehen der eigenen Bedürfnisse soll in der mentalisierungsbasierten Psychotherapie (MBT) auch die Beziehungen zu anderen Menschen einbeziehen. Das heißt, auch die Gedanken, Gefühle und das Verhalten wichtiger Bezugspersonen der Vergangenheit und Gegenwart sollen verstanden werden.

Die MBT fragt nach Belastungen bereits in der pränatalen Entwicklung, in der frühen und mittleren Kindheit, in der Jugend und im Erwachsenenalter.

Die MBT fragt daher nach Belastungen bereits in der pränatalen Entwicklung, in der frühen und mittleren Kindheit, in der Jugend und im Erwachsenenalter. Dabei wird vor allem nach Traumatisierungen gefahndet. Sind traumatische Erlebnisse vorhanden, werden die damit verbundenen Gefühle und Gefühlsstörungen aufgedeckt. Hintergrund hierbei ist, dass diese Gefühle eventuell zu dysfunktionalen Gedanken, Ängsten, Scham, Wut, Hass oder Schuldzuweisungen im Leben geführt haben, welche sich im Hier und Jetzt als Krankheitssymptome zeigen.

In der Therapie geht es darum, die Traumatisierungen zu überwinden und verlorenes Vertrauen in sich selbst und seine Mitmenschen wiederaufbauen zu können. Wenn das gelingt, erfahren auch körperliche Symptome und Hörprobleme, die auf die Traumatisierungen zurückzuführen sind, oft eine wohltuende Besserung. Anhand eines Fallbeispiels aus meiner Praxis ist das gut nachvollziehbar.

Fallbericht 8: Ungern Schweizerin, gerne Ungarin?

Eine 23-jährige Schweizerin hört seit der Kindheit piepsende Ohrgeräusche beidseits bei leichter Innenohrschwerhörigkeit. Sie hat deswegen bereits im Alter von zwölf Jahren Hörgeräte erhalten. Seit drei Wochen sind die Ohrgeräusche viel lauter und sie ist sehr geräuschüberempfindlich geworden. In der Kindheit habe sie extreme Angst vor dem Einschlafen und der Nacht gehabt, erzählt sie. Jeden Nachmittag habe sie gehofft, dass die Sonne nicht untergeht. Ihr Vater ist ein Schweizer Geschäftsmann, der nach der Scheidung von seiner ersten Ehefrau mit zwei Kindern nach Rumänien ging. Dort lernte er auch ihre Mutter kennen, die er als Putzfrau eingestellt hatte, und die nicht viel älter war als seine Kinder. Die Mutter gehörte zur ungarischen Minderheit, die in Rumänien zu Zeiten des Staatspräsidenten Nicolae Ceauşescu, der von 1965 bis 1989 diktatorisch regierte, diskriminiert wurde. Die beiden heirateten und kehrten in die Schweiz zurück.

Zur Familiengeschichte erzählt die Patientin auch: Die Familie des Vaters habe ihre Mutter gehasst und ihr unterstellt, dass sie nur des Geldes wegen mit einem 20 Jahre älteren, wohlhabenden Schweizer zusammen sei. Ihre Mutter wollte eigentlich keine Kinder, wurde dann aber im Alter von 22 Jahren schwanger. Nach Angaben ihrer Mutter sei sie ein Schreibaby gewesen. Sie habe den Eindruck, dass ihre Mutter sie nicht geliebt habe, und dass ihrer Mutter Kinder immer egal waren. Auch könne sie jetzt keine Beziehung zu ihrem Enkelkind aufbauen.

Aufgewachsen ist meine Patientin mit der Muttersprache Ungarisch. Deutsch habe sie erst richtig im Kindergarten gelernt. Eine Babysitterin, zu der sie einen guten Kontakt hatte, war in ihrer Kindheit plötzlich verschwunden. Später habe sie erfahren, dass dies wegen einer Beziehung mit ihrem Vater geschehen sei. Sie sei als Kind in der Schweiz als schwierig und kompliziert stigmatisiert worden. In Rumänien konnte die Familie ihrer Mutter gar nicht verstehen, warum sie in der „paradiesischen" Schweiz nicht glücklich und zufrieden war. Sie wurde für verwöhnt und arrogant gehalten.

Wenn sie aus lauter Kummer aufbegehrte und sich aggressiv verhielt, wurde sie öfter von ihrem Vater auf den Po geschlagen. Irgendwann entschied sie sich, allen vorzuspielen, dass sie ihre Familie liebte – obwohl sie sie hasste. Die Ehe der Eltern wurde schließlich geschieden. Als sie volljährig war und ihre Lehre abgeschlossen hatte, ging sie für drei Jahre nach Ungarn und kam mit ihrem ungarischen Mann und dessen Mutter in die Schweiz zurück.

Sie hat nun selbst einen kleinen Sohn, den sie liebt. Ihr Mann sei arbeitssuchend, ihre Schwiegermutter spreche nur ungarisch und der Vater habe wieder geheiratet – dieses Mal eine jüngere ukrainische Frau. Auch ukrainische Flüchtlinge habe das Paar aufgenommen. Die Patientin arbeitet in der Firma des Vaters und ist für den kaufmännischen Bereich zuständig, was ihr Freude bereitet. Die psychometrischen Tests in meiner Praxis zeigen eine sehr schwergradige Belastung durch den beidseitigen Tinnitus sowie eine mittelgradige Belastung durch die Geräuschüberempfindlichkeit. Als psychische Erkrankung besteht eine schwergradige Angststörung, gemischt mit einer mittelgradigen depressiven Episode. Die drei Wünsche meiner Patientin: Ruhe, Geborgenheit und Liebe zu finden.

Medikamentös bekommt sie einen Johanniskraut- sowie einen Ginkgoextrakt. Alle Ressourcen, die Freude bereiten, werden genutzt: Singen, Musik hören, Fitnesssport. Sie schreibt ihre Lebensgeschichte und ihre Träume auf. Zweimal täglich praktiziert sie autogenes Training. In der mentalisierungsbasierten Psychotherapie besprechen wir die Traumata ihrer Kindheit: von der Mutter nicht gewünscht und nicht geliebt sowie von ihrem Vater öfter auf den Po geschlagen worden zu sein. Und auch keine wirkliche Unterstützung erhalten zu haben – weder von ihrem Vater und seiner Schweizer Familie noch von der in Rumänien lebenden ungarischstämmigen Familie ihrer Mutter.

Im Verlaufe der Behandlung kann sie sich in ihre Mutter hineinversetzen und sehen, wie schwierig es für diese als junge Frau gewesen sein muss, in ein anderes Land mit anderer Sprache, Kultur und unterschiedlichen Werten zu kommen, und das mit einem Mann, der vielleicht doch nicht ihr Traummann war. In ihrer zweiten Ehe ohne weitere Kinder sei die Mutter nun glücklicher. Es kommt auch zu einem klärenden Gespräch zwischen Mutter und Tochter. Nach diesem Gespräch kann meine Patientin ihrer Mutter verzeihen. Ihre Mutter kann sie wiederum jetzt annehmen und zum ersten Mal als Mutter lieben. Meine Patientin verzeiht auch ihrem Vater, dass er sie als Kind geschlagen hat. Sie sieht auch seine damals schwierige Situation der Ablehnung seiner jungen Frau durch seine konservative Familie. Sie gönnt ihm, dass er nun in seiner dritten Ehe glücklich ist und schätzt, dass er auch ukrainischen Flüchtlingen uneigennützig hilft.

Der Hass ist heute nur noch Erinnerung und hat keine Wirkung mehr auf das Befinden meiner Patientin. Sie sieht, was sie selbst trotz aller Umstände in ihrem Leben schon geleistet hat: ihren Schul- und Berufsabschluss und ihre Sprachkenntnisse. Vor allem hat sie einen Mann gefunden und geheiratet, den sie liebt und dem sie nun hilft, ein eigenes kleines Geschäft zu eröffnen. Sie weiß auch, dass sie es durch ihre eigenen Erfahrungen mit ihrem kleinen Sohn besser machen wird, dass sie ihm ihre Liebe zeigen kann. Sie kann sich nun aber auch selbst lieben und als den Menschen schätzen, der sie ist. Die Betroffenheit durch den Tinnitus geht durch diesen Prozess innerhalb von acht Wochen auf eine leichtgradige Betroffenheit zurück. Die Geräuschüberempfindlichkeit verschwindet, wie auch die Depression und die Angst. Sie kann auch wieder gut schlafen und wird ihre Kraftquellen weiter nutzen. Ihre Wünsche nach Ruhe, Geborgenheit und Liebe sind jetzt Realität.

Spezielle Schmerztherapie

Eine Geräuschüberempfindlichkeit ist in ihrer schwersten Form auch mit der Wahrnehmung von Schmerzen verbunden.

Eine Geräuschüberempfindlichkeit ist in ihrer schwersten Form auch mit der Wahrnehmung von Schmerzen verbunden. In diesen Fällen sind u. a. entzündliche Ohr-, Kiefer- oder Zahnerkrankungen abzuklären, ebenso Bewegungseinschränkungen des Kopfgelenks oder der Halswirbelsäule, muskuläre Verspannungen der Nacken-, Schulter- und Rückenmuskulatur.

Je nach Ursache können eine Physiotherapie und eine medizinische Trainingstherapie sinnvoll sein: ein gezieltes körperliches Training zur Verbesserung der Funktionen von Muskeln, Bändern und Gelenken sowie der Beweglichkeit, Kraft, Ausdauer, Stabilität und Koordination. Massagen sind immer angenehm, das gilt auch für ein Entspannungstraining.

Die Ohrakupunktur

Als Schmerztherapie biete ich in meiner Praxis die Akupunktur an, speziell die Ohrakupunktur. Die Ohrmuschel ist die sensibelste Reflexzone des Körpers. Hier finden sich Akupunkturpunkte für das Skelett, alle Sinnes- und inneren Organe sowie zur Beeinflussung des psychischen Wohlbefindens.

Die Ohrakupunktur ist besonders geeignet zur Entspannung, zur Schmerztherapie sowie unterstützend zur Raucherentwöhnung und Gewichtsreduktion. Ich kombiniere sie gerne mit Akupunkturpunkten des Dreifachen Erwärmers (DE). Dieser Meridian beginnt am vierten Finger zwei Millimeter unterhalb und seitlich des äußeren Nagelwinkels, also zur Kleinfingerseite (DE1). Dieser Punkt wird bei Kopfschmerzen, Armschmerzen, Fieber, Hals- und Kehlkopfentzündung gestochen.

Der Meridian zieht über das Handgelenk, den Unter- und Oberarm, die Schulter, den Hals und bis zum Kieferwinkel (DE16). Dieser Punkt wird z. B. bei Kopfschmerzen und Migräne gestochen. Von dort geht der Meridian um die Ohrmuschel herum bis zum Unterrand des Jochbogens vor dem Ohr (DE21). Diesen Punkt sticht man z. B. bei Tinnitus, Schwerhörigkeit, Ohrentzündungen und Migräne. Dann geht es weiter bis zum seitlichen Ende der Augenbraue und dem letzten Punkt DE23, den man bei Migräne, Schwindel, Tinnitus und Augenerkrankungen sticht.

Meistens stellen sich in der Akupunktur ein Wärmegefühl und Entspannung ein. Manche meiner Patienten schlafen sogar ein. Das Ziel ist eine Linderung der Symptome, die in der Schmerztherapie häufig schon in der ersten Sitzung nach wenigen Minuten eintritt. Bei lange bestehenden und komplexen Erkrankungen kann es sein, dass die Wirkung erst bei der vierten oder fünften Behandlung eintritt.

Das Ziel der Ohrakupunktur ist eine Linderung der Symptome.

In der Ohrakupunktur können bei besonders wichtigen Punkten, die man eine Woche lang stimulieren möchte, auch kleine, aufklebbare Dauernadeln gesetzt werden. Diese stören im Alltag nicht und können beispielsweise Entspannungsprozesse nachhaltig unterstützen.

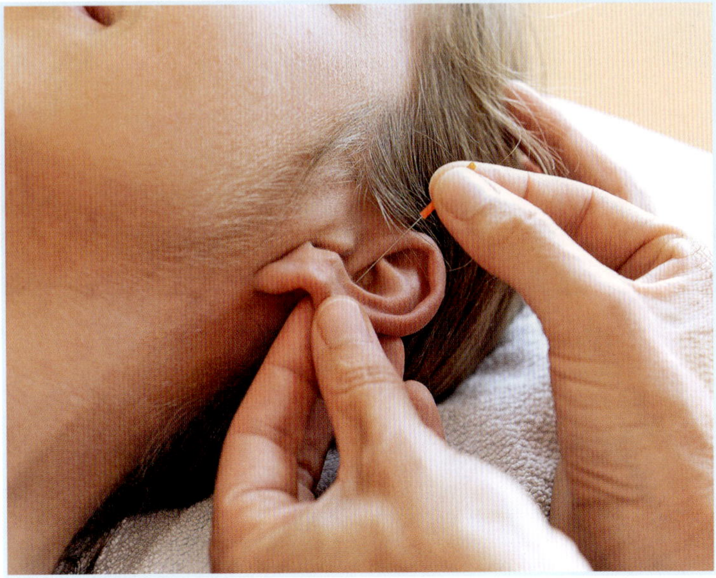

Die Ohrakupunktur ist besonders geeignet zur Entspannung und zur Schmerztherapie.

In meinem multimodalen Therapiekonzept führe ich nicht mehr als zehn Akupunkturbehandlungen durch. Eine Möglichkeit, das Wissen um diese Akupunktur- und Nervenaustrittspunkte mit einer medikamentösen Wirkung zu kombinieren, bietet die therapeutische Lokalanästhesie, die auch Neuraltherapie genannt wird.

Die Neuraltherapie

Bei der Neuraltherapie handelt es sich um eine Quaddelung mit einem Lokalanästhetikum. Dadurch wird eine sofortige Schmerzfreiheit im betäubten Bereich erreicht, die idealerweise nachhaltig wirkt. Gerade bei längerer Schmerzsymptomatik ist es äußerst befreiend und wohltuend, plötzlich schmerzfrei zu sein.

Ich wiederhole diese Behandlung bis zu dreimal und kombiniere sie gerne mit einer Akupunkturbehandlung. Auch Schmerzen im Bereich der Kiefergelenke, des Kopfgelenks, der Halswirbelsäule und der Nackenmuskulatur lassen sich mit einer Kombination aus der therapeutischen Lokalanästhesie und einer Akupunktur gut behandelt.

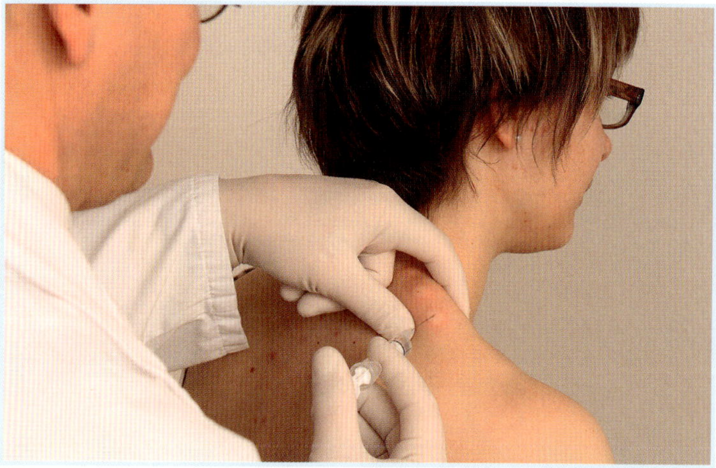

Gezielte Injektionen eines Betäubungsmittels wirken schmerzlösend und entzündungshemmend

Selbstverständlich gilt es auch, Blockaden von Gelenken (z. B. des Kopfgelenks) zu erkennen. Diese können durch eine manuelle Behandlung deblockiert werden. Auch hier ist es wichtig, die funktionellen Zusammenhänge zu sehen. Es nützt wenig, wenn man die Blockade des Kopfgelenks beseitigt, aber den gleichzeitig bestehenden Beckenschiefstand mit scheinbarer Beinlängendifferenz – etwa aufgrund einer weiteren Blockade des Kreuzdarmbeingelenks – übersieht. Diese sollte in derselben Behandlungssitzung gelöst werden.

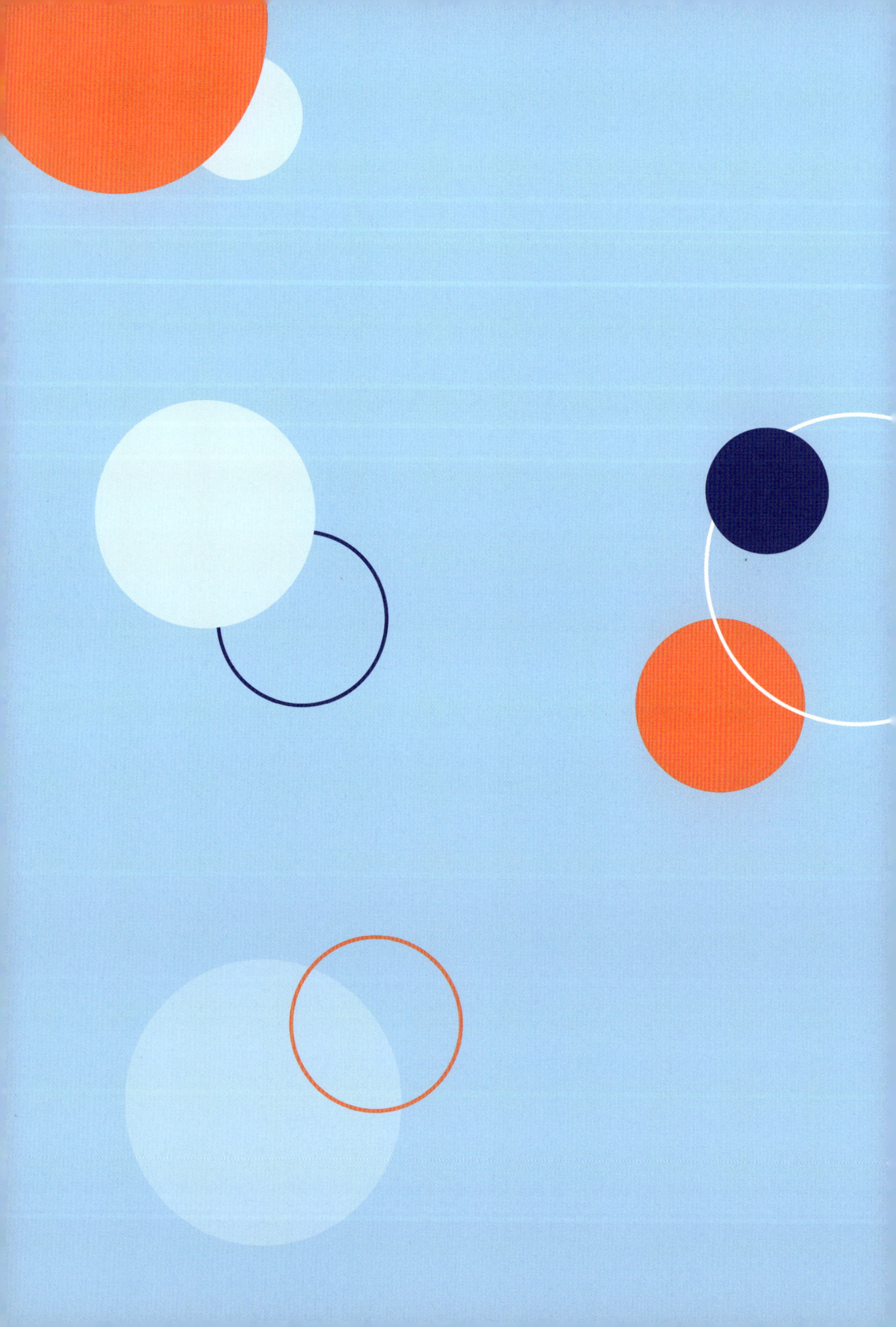

ÜBUNGSTEIL: MEINE PRAKTISCHE ALLTAGSHILFE

Sich regelmäßig zurückzuziehen, um zu entspannen, ist bei Hörproblemen sinnvoll. Mit der Zeit wird Ihre Geräuschüberempfindlichkeit erträglich werden oder Sie im Idealfall gar nicht mehr stören – vor allem, wenn Sie eine begleitende Psychotherapie machen. An einem persönlichen Rückzugsort – Ihrer Oase der Ruhe –, an dem niemand stört, können Sie den Kreislauf aus Stress und dadurch verstärkten Beschwerden durchbrechen. In diesem Kapitel finden Sie dazu ausgewählte persönliche Kraftquellen und Möglichkeiten zur Selbsthypnose.

Vielfältig neue Kraft tanken

In meiner Ruheoase kann ich entspannen, komme zur Ruhe, finde Gelassenheit und gewinne neue Lebensenergie.

Bei Geräuschüberempfindlichkeit, Misophonie und Phonophobie ist es falsch, sich ständig von der Außenwelt abzuschotten, z. B. immer einen Gehörschutz zu tragen oder mit Kopfhörern zum Essen zu erscheinen. Dies kann zu sozialer Distanzierung und Vereinsamung führen sowie zu weiteren psychischen Erkrankungen wie Störungen des Sozialverhaltens, Zwangsstörungen und Depressionen. Kurzfristig kann es jedoch sinnvoll sein, sich in eine persönliche Ruheoase zurückzuziehen.

Weitere Fragen, um aktiv mit dem Hörproblem umzugehen, sind: Welche Hobbys haben Sie oder hatten Sie früher? Was können und möchten Sie wieder aufleben lassen oder neu lernen? Gibt es etwas, das Sie auch mit dem Partner, der Familie oder mit Freunden und Bekannten unternehmen möchten?

Ich stelle Ihnen jetzt einige Möglichkeiten vor. Ich werde Sie dabei und im weiteren Verlauf dieses Kapitels duzen. In der Praxis handhabe ich es ebenso: Ich sieze meine Patienten vor und auch nach der medizinischen Hypnose, während der Sitzung duze ich – nachdem ich zuvor die Erlaubnis eingeholt habe.

Meine Ruheoase

Für den Gemeindepfarrer aus dem zweiten Fallbericht war die Ruheoase sein Lehnstuhl im eigenen Arbeitszimmer. Ein Bauer aus dem Prättigau im Schweizer Kanton Graubünden sagte mir, dass er sich am besten in seinem Schlafzimmer im Bett entspannen könne. Ein Jugendlicher, der sehr unter der Trennung seiner Eltern litt, deshalb depressiv und geräuschüberempfindlich wurde, fand seinen Ort der Ruhe am abendlichen Lagerfeuer mit Freunden vor einer Alphütte. Das Knistern der Holzscheite genoss er, während er das väterliche Chipstütenrascheln vor dem Fernseher hasste. Du siehst, es gibt viele Möglichkeiten, deine Belastungen mithilfe einer Ruheoase positiv zu verändern.

Eine ganz einfache Methode, um sich abzulenken und zu entspannen, ist das Hören von Musik. Auch wenn dies nur zehn Minuten dauern sollte, ist es doch viel besser, als z. B. eine Zigarette zu rauchen. Und mit Musik kannst du etwa auch kurze Pausen während der Arbeitszeit nutzen.

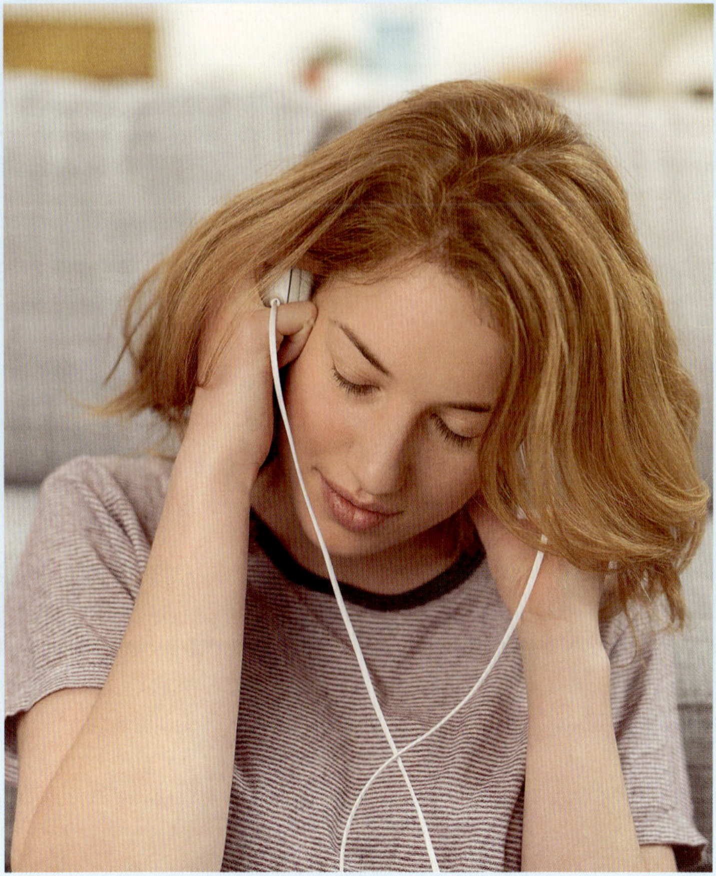

Ruheoase: Eine ganz einfache Methode, um sich abzulenken und zu entspannen, ist das Hören von Musik.

Bewegung: Nordic Walking und Tanz

Körperliche Aktivität bringt Ablenkung von bedrückenden Gedanken.

Eine besonders starke Kraftquelle ist die Bewegung. Körperliche Aktivität wirkt sich nicht nur positiv auf das körperliche Erleben aus. Sie bietet auch die Möglichkeit für Erfolgserlebnisse und bringt Ablenkung von bedrückenden Gedanken. Durch Sport und Bewegung können Spannungen abgebaut, die Leistungs- und Widerstandsfähigkeit gesteigert werden. Dabei steht vor allem das Wiedererlangen und Fördern der Freude im Vordergrund.

Aus der Antike ist eine treffende Aussage des römischen Satirikers Decimus Iunius Iuvenalis (um 55–140 n. Chr.) überliefert: „Sit mens sana in corpore sano". Übersetzt: Ein gesunder Geist wohnt in einem gesunden Körper. Ein gesunder Körper wird uns vielleicht von der Natur geschenkt, aber wir sind selbst dafür verantwortlich, gesund und fit zu bleiben.

Besonders beliebt ist bei meinen Patienten das Nordic Walking. Diese Methode vermittelt oft ein neues Bewegungsgefühl, steigert die Fitness und das Wohlbefinden. Nordic Walking ist auch für ein Gruppenerlebnis geeignet, man kann z. B. gemeinsam einen Sportparcours unter freiem Himmel besuchen. Häufig sind angelegte Vitaparcours im Wald anzutreffen.

Das Ausdauer- und Krafttraining beeinflusst das Herzkreislaufsystem, Atmung, Stoffwechsel sowie die Muskulatur. Eine Sporttherapie gehört übrigens auch zum multimodalen Therapiekonzept in der stationären Therapie von schwergradiger Betroffenheit durch Geräuschüberempfindlichkeit, Misophonie, Phonophobie sowie von depressiven Verstimmungen.

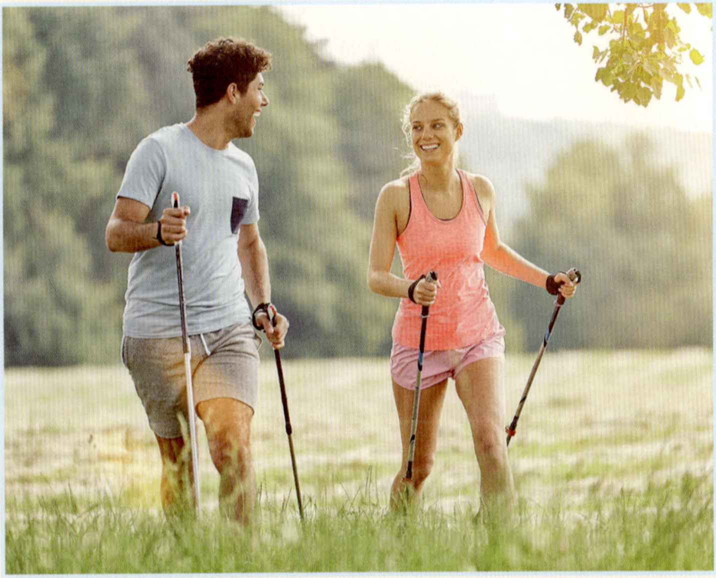

Nordic Walking: Bewegung verschafft uns Erfolgserlebnisse und bringt Ablenkung von bedrückenden Gedanken.

Wie wir uns bewegen, spiegelt auch innere Zustände wider. Tanz ist hier eine weitere gute Möglichkeit, innere Zustände zu entdecken und ihnen Ausdruck zu geben. Wir können dabei in eine andere Welt versinken oder schöne Urlaubserinnerungen zurückholen. Zu Trommelmusik kannst du dich ohne Partner bewegen, ähnlich wie in traditionellen afrikanischen oder amerikanischen Tänzen. Du kannst die Lautstärke der Musik dabei so wählen, dass sie dir angenehm ist, wie es deine momentane Geräuschüberempfindlichkeit zulässt. Vielleicht kannst du die Lautstärke mit der Zeit steigern. Oder du kannst bisher als unangenehm empfundene Geräusche in die Musik einbauen, umspielen lassen und umtanzen, bis sie ihre negativen Zuschreibungen verlieren, gar nicht mehr wichtig und beachtenswert sind.

Schon die alten Schamanen gelangten durch den Tanz in eine Trance. Sie tauchten ein in ihre transzendente Welt und wurden so zum Sprachrohr ihrer Götter oder Ahnen. Auch geschulte und künstlerische Tänzer lassen die körperliche Welt beim Tanz hinter sich. Sie denken nicht mehr an die einzelnen Schritte. Stattdessen ermöglicht es ihnen der Tanz, loszulassen, sich ganz der Klangwelt zu öffnen und in innere Welten einzutauchen. Auch kleine Kinder können dies oft ganz spontan.

Werde doch auch du wieder zum Kind und tanze dich frei – wann immer es dir guttut! Das Motto: Gib dich der Musik und der Bewegung hin. Lass deine Sorgen los und hinter dir. Tanze dich gesund, tanze zum Wohlbefinden. Das wird auch deiner Geräuschüberempfindlichkeit zugutekommen.

Sport und Tanzen fördern die Gesundheit von Körper und Geist.

Schön ist auch das partnerschaftliche Tanzen bzw. das Tanzen in Gruppen. Es verbindet und bringt doppelte bzw. vielfach geteilte Freude. Wenn du beginnst, Tanzunterricht zu nehmen, ist dies eine wunderbare Form der Körperschulung. Wir lernen Bewegungsabläufe, versetzen den ganzen Körper in eine Aktivierung und koordinieren unser Skelett, die Muskeln und Sehnen. Im Unterschied zum Fitnesssport geht es dabei immer auch um die Verbindung zur Musik. So kannst du beim Tanz auf leichte Weise deine Gefühle entdecken, die Wahrnehmung und Intuition verbessern.

Jetzt bist du dran: Was ist deine Lieblingssportart? Möchtest du alleine in Bewegung sein, mit einer Partnerin oder einem Partner oder vielleicht auch in der Gruppe? Sich mit Freude fit zu halten, ist die beste Voraussetzung dafür, auch geistig gesund zu bleiben bzw. ein Mittel, dies wieder zu werden.

Waldbaden – Shinrin Yoku

Shinrin Yoku, das Waldbaden, ist eine besondere Form der Bewegung. Es wird seit 1982 vom japanischen Gesundheitswesen propagiert und hat auch bei uns in Vorsorge und Therapie Einzug gehalten. Waldbaden senkt die Stress- und erhöht die Glückshormone, stimuliert das Immunsystem, hellt unsere Stimmung auf und bringt neue Lebensenergie. Alle diese Effekte beeinflussen auch eine Geräuschüberempfindlichkeit positiv. Gesundheitsfördernd ist dabei der Anblick der Bäume und Pflanzen. Hinzu kommt die sauerstoffreiche Luft voller ätherischer Öle, die vom Harz der Bäume und den Nadeln von Fichten, Kiefern, Lärchen, Tannen und Zedern abgegeben werden.

Waldbaden: Es senkt die Stress- und erhöht die Glückshormone, stimuliert das Immunsystem, hellt unsere Stimmung auf und bringt neue Lebensenergie.

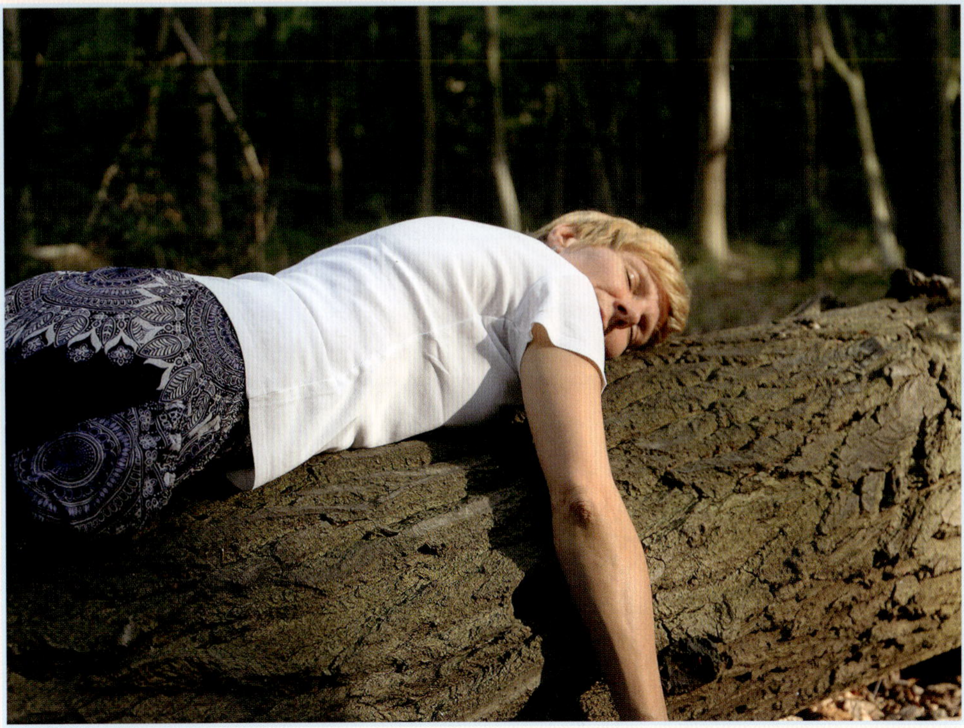

Geh einmal in den Wald, nimm ihn mit allen deinen Sinnen wahr: Sieh die Bäume an, ihre Wurzeln, Stämme, Äste, Zweige, Blätter. Nimm die anderen Pflanzen wahr, ihre Formen und Farben, ihre Blätter, Blüten und Früchte. Achte auf den Boden und alle Unebenheiten. Schau auch auf die gefallenen Bäume und Blätter, die neuen Lebensraum bieten und sich letztlich mit der Erde vereinen. Taste die Rinde der Bäume, ihre verschiedenen Strukturen oder bemooste Flächen. Spüre die unterschiedlichen Strukturen der Blätter verschiedener Pflanzen. Umarme einen Baum. Was fühlst du? Wen möchtest du an deiner Seite haben, um den Baumstamm ganz zu umarmen – wen rechts, wen links neben dir? Oder braucht es noch mehr Mitmenschen? Rieche den Duft der Bäume und Blumen und nimm die verschiedenen ätherischen Öle wahr.

Spüre dich im Wald als ein Teil der wunderbaren Natur.

Vielleicht siehst du auch Tiere am Boden, Eichhörnchen auf den Bäumen, Vögel in der Luft. Hörst du vielleicht Vogelstimmen und kannst du sie unterscheiden? Ist das nicht ein wunderbares Orchester der Natur? Schätze die Kraft der Bäume, ihre langen Wurzeln, mit denen sie in Verbindung stehen, sich austauschen und Wasser sowie Nährstoffe aus dem Boden holen. Denke daran, wie lebenswichtig die Photosynthese ist, mit der Pflanzen aus Wasser und Kohlendioxid gemeinsam mit der Sonnenenergie Sauerstoff entstehen lassen. Denke auch an deine Verantwortung für den Wald, für unseren Planeten und deine Mitmenschen. Sei dankbar und glücklich!

Sonne und Licht nutzen

Auch Farben wirken als starke Kraftquelle auf Geist und Seele und ermöglichen es, inneren (auch unbewussten) Gefühlen Ausdruck zu geben. Schon Leonardo da Vinci (1452–1519), Johann Wolfgang von Goethe (1749–1832) und Albert Einstein (1879–1955) beschäftigten sich mit der Physik und Wirkung der Farben. Sie versuchten, deren Ursprung zu verstehen und das Farbspektrum in Kategorien einzuteilen.

Sonnenlicht enthält gleichmäßig verteilt das gesamte Farbspektrum und versorgt uns mit elektromagnetischer Strahlung. Wir brauchen das Licht zum Leben. Ein Mangel gehört zu den Risikofaktoren für die Entwicklung einer Depression, z. B. auch im Winter.

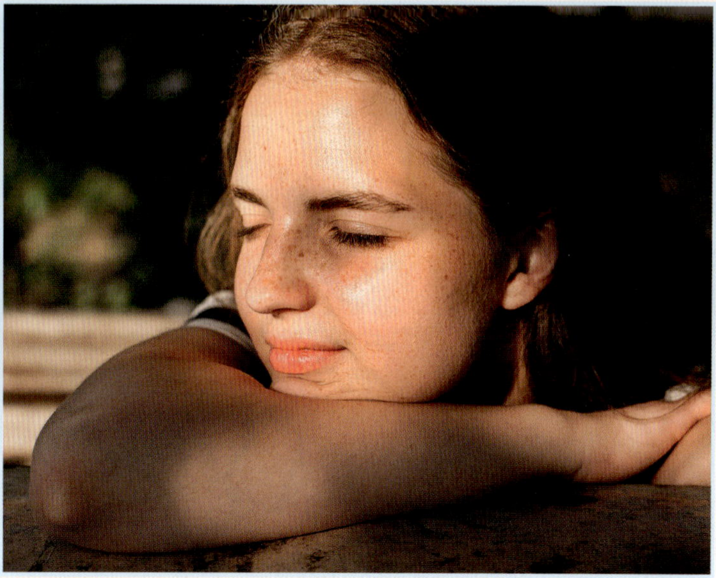

Die Heilkraft von Sonne und Licht: Die einfachste und kostenfreie Lichttherapie ist, die Sonnenstrahlen zu genießen.

Die einfachste und kostenfreie Lichttherapie ist, sich dem Sonnenlicht auszusetzen.

Ohne Licht ist ein Mangel an Vitamin D möglich, das wir für viele Körperfunktion benötigen, vor allem für die Immunabwehr. Die einfachste und kostenfreie Lichttherapie ist, sich dem Sonnenlicht auszusetzen. Aber bitte mit Sonnenschutz und gut dosiert, um keinen Sonnenbrand zu bekommen.

Auch eine medizinische Lichttherapie ist möglich. Dabei nutzen wir die Bestrahlung mit hellem, fluoreszierendem Licht einer speziellen Lichtquelle mit 2500 bis 10.000 Lux. Die Beleuchtungsstärke entspricht etwa dem Sonnenlicht und kann antidepressive Wirkung entfalten. In der psychosomatischen Behandlung bei Hörproblemen und Geräuschüberempfindlichkeit wird ebenfalls weißes Licht von 10.000 Lux eingesetzt. In den 20 Minuten der Lichttherapie kann man lesen oder sich einfach entspannen. Auch zu Hause lässt sich diese Möglichkeit gut nutzen: Tageslichtlampen können das Sonnenlicht simulieren und gemütlich vom Sofa aus helfen, Licht und Kraft zu tanken.

Malen und gestalten

Oft werden im Malprozess nicht nur Probleme dargestellt, sondern auch kreative Lösungen gefunden.

Beim Malen bzw. in der Maltherapie bekommen Gefühle ebenfalls Raum. Konflikte können ohne Worte und dennoch für andere sichtbar ausgedrückt werden. Bewährt hat sich bei Hörproblemen auch das Malen der eigenen Geräuschüberempfindlichkeit, Misophonie, Phonophobie oder des eigenen Tinnitus. Probiere es einfach einmal aus und gebe deinem Hörproblem eine individuelle Gestalt. Wie sieht deine Geräuschüberempfindlichkeit aus? Oft werden im Malprozess nicht nur Probleme dargestellt, sondern auch kreative Lösungen gefunden, die der künstlerische Umgang mit der Farbe zutage fördert. Maltherapie erfordert auch keine Vorkenntnisse. Sie hat sich bewährt bei Depressionen, Erschöpfungszuständen, Schlafstörungen sowie in der Bewältigung von Lebenskrisen. Du kannst deine Bilder selbst anschauen und dir überlegen, was sie dir in Bezug auf deine Geräuschüberempfindlichkeit oder hinsichtlich anderer Probleme sagen.

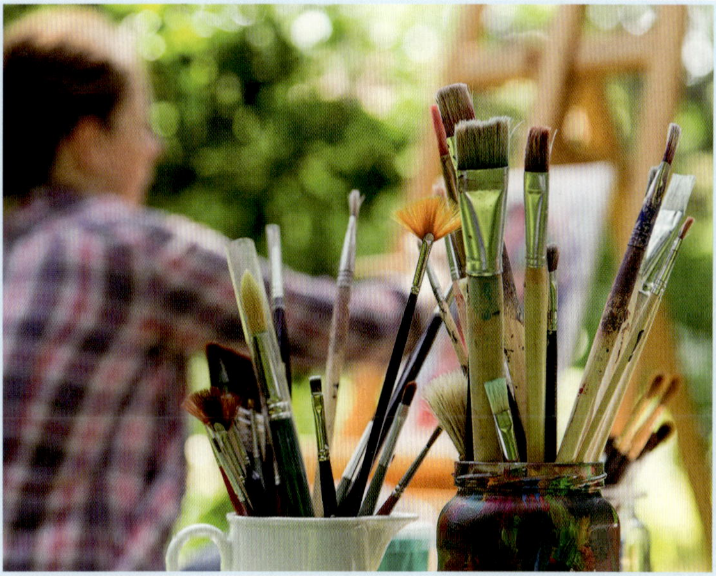

Malthehrapie: Gefühle bekommen Raum; Konflikte können ohne Worte und dennoch für andere sichtbar ausgedrückt werden.

In der Psychotherapie wirst du dies in der Einzel- oder Gruppentherapie besprechen. In der Gruppe bekommst du vielleicht auch hilfreiche Hinweise und Ideen von anderen und kannst ihre kreativen Werke kommentieren. Vielleicht entstehen auf diesem Weg der Heilung verschiedene Bilder, die symbolhaft den Heilungsweg und dessen Entwicklung zeigen.

Ich erinnere mich an eine junge, erfolgreiche Managerin, die unter Angststörungen und Depression, Geräuschüberempfindlichkeit und Tinnitus litt. Ihr letztes Bild zeigte einen Engel mit einem glitzernden, strahlenden Bergkristall. Der Engel symbolisierte die Heilkraft der Natur, der Bergkristall ihr angenehmes, sorgenfreies Hören, nachdem die Ursachen für ihre Geräuschüberempfindlichkeit und ihren Tinnitus überwunden waren.

Ob Zeichenblock, Bleistift und Buntstifte oder Ölfarben auf Leinwand – nutze das, was dir gefällt. Vielleicht interessierst du dich für das Aktzeichnen, die Landschaftsmalerei oder auch abstraktes, intuitives Malen? Der übergeordnete Begriff für die Maltherapie ist Kunsttherapie. Dabei werden oft auch weitere Medien, z. B. der plastischen Gestaltung oder Fotografie, genutzt.

Eine weitere Anwendungsmöglichkeit von Farben ist die harmonisierende Farbausgleichsmassage. Dabei werden farbige Aromaöle genutzt, durch die Aromen zugleich der Geruchs- und Tastsinn angesprochen. Ziel ist es, mit den Farben und dem ätherischen Duft Spannungen quasi wegzumassieren, um die körperliche und seelische Gesundheit, Stabilität und Ausgeglichenheit zu fördern.

Erfolgreich entspannen

Geistige Ruhe, Ausgeglichenheit und Harmonie können durch regelmäßiges Entspannungstraining gefördert werden. Methoden der Tiefenentspannung führen in den Alpharhythmus der Hirnaktivität, der zwischen dem Wachzustand und dem Schlaf liegt. Durch entsprechende Verfahren gewinnen wir mehr Gelassenheit, innere Ruhe und Widerstandsfähigkeit. Wir können uns besser konzentrieren, werden aufmerksamer und schlafen auch besser.

Autogenes Training

Das autogene Training ist eine sehr gute Möglichkeit der Selbsthypnose – für Entspannung, Ruhe und Gelassenheit.

Eine bewährte Methode, die ich allen Patienten anbiete, die durch psychosomatische Erkrankungen, eine Geräuschüberempfindlichkeit, Misophonie und Phonophobie und/oder Tinnitus belastet sind, ist das autogene Training. Du beeinflusst dich dabei selbst durch eigene Suggestionen, sodass du in einen Zustand tiefer Entspannung gelangen kannst.

Der deutsche Psychiater und Psychoanalytiker Johannes Heinrich Schultz (1884–1970) entwickelte aus langjähriger Arbeit mit Hypnose das autogene Training als Form der Selbsthypnose. Meine Mutter, Dr. med. Ilse Schapowal, die Fachärztin für Neurologie und Psychiatrie war, hatte diese Methode noch von ihm persönlich gelernt – und ich bereits als Jugendlicher von ihr.

Im Gegensatz zur progressiven Muskelentspannung wird beim autogenen Training die Tiefenentspannung nicht über den willentlichen Prozess der Spannung und Entspannung von Muskelgruppen erreicht, sondern über eine rein gedankliche Konzentration. Aus diesem Grund wird das Verfahren auch als konzentrative Meditation bezeichnet. Die Übungen können im entspannten Sitzen oder Liegen durchgeführt werden. Letzteres eignet sich sehr gut zum Einschlafen.

Übung

Zunächst konzentrierst du dich auf die Schwere eines Armes, bei Rechtshändern am besten zunächst des rechten, dann des linken Arms, bei Linkshändern andersherum. Es folgt danach die Wärmeübung, bei der du dich auf die Wärme der Arme konzentrierst. Dann konzentrierst du dich nacheinander auf das ruhig und kräftig schlagende Herz, die gleichmäßige Atmung, das Sonnengeflecht mit der Entspannung der Verdauungsorgane und zuletzt auf den klaren Kopf.

Dazu können nicht nur Basissuggestionen genutzt werden, die in vielfältiger Literatur zu finden ist, sondern jeweils auch beliebige eigene Suggestionen.

Autogenes Training sollte zweimal täglich geübt werden, gerne auch situativ.

In einer zweiten Phase des autogenen Trainings kann zudem mit der Wach-Traum-Technik gearbeitet werden. Anders als im Traum, werden dabei ganz bewusst Bilder in der eigenen Phantasie erzeugt. Du kannst auf diese Weise beispielsweise einen Traum der Nacht weiterverfolgen, an den du dich erinnerst, um möglicherweise zu einer vertieften Selbsterkenntnis zu gelangen.

Übung

Nutze die Übung, wann immer du gestresst bist und eine Erholung brauchst. Setze dich in ruhiger Umgebung, in der du nicht gestört wirst, auf einen Stuhl. Der Rücken ist leicht gebeugt. Die Hände liegen entspannt auf den Oberschenkeln. Schließe deine Augen und folge gedanklich den entspannenden Suggestionen, die du jeweils langsam dreimal wiederholen kannst. Die Entspannung stellt sich dabei von ganz alleine ein:

Der rechte Arm ist ganz schwer.
Der linke Arm ist ganz schwer.
Beide Arme sind ganz schwer.
Der rechte Arm ist ganz warm.
Ich bin ganz ruhig und gelassen.
Der linke Arm ist ganz warm.
Beide Arme sind ganz schwer und ganz warm.
Das Herz schlägt ruhig und kräftig.
Ich bin ganz ruhig und gelassen, Ruhe und Gelassenheit zu jeder Zeit.
Die Atmung ist ruhig und gleichmäßig.
Das Sonnengeflecht ist strömend warm.
Meine Gedanken, Geräusche und Gefühle sind jetzt ganz gleichgültig.
Die Stirn ist angenehm kühl.
Der Kopf ist frei und leicht.

Nach dem Üben nimmst du die Entspannung zurück. Balle dazu die Hände zur Faust und öffne sie anschließend. Wiederhole das mehrmals. Hebe deine Arme mit der Einatmung über den Kopf und senke sie mit der Ausatmung wieder. Öffne deine Augen.

Wenn Du nach dem Training zurück an die Arbeit gehst, empfehle ich noch die Suggestion „Ich bin erfrischt und ausgeruht für neue Taten“. Wenn du das autogene Training abends im Bett zum Einschlafen nutzt, hilft die positive Suggestion „Der Schlaf kommt von ganz alleine“.

Progressive Muskelentspannung

Der amerikanische Arzt Edmund Jacobson (1888–1983) erforschte den Zusammenhang zwischen verstärkter muskulärer An- und Verspannung mit verschiedenen körperlichen und psychischen Erkrankungen. Negativer Stress, Ruhelosigkeit und Angst gehen über die Verbindung zum Nervensystem immer auch mit muskulärer Anspannung einher. Dies führt häufig zu Kopf-, Nacken-, Schulter- oder Rückenschmerzen. Jacobson wies in seinen Forschungsarbeiten nach, dass sich die Reduktion einer muskulären Anspannung förderlich auf das parasympathische Nervensystem sowie entspannend im zentralen Nervensystem auswirkt. Der Parasympathikus ist der beruhigende Anteil des vegetativen Nervensystems. Nicht nur der Körper, sondern auch der Geist kommt also zur Ruhe.

Die progressive Muskelrelaxation wirkt durch den bewussten, aktiven Wechsel von An- und Entspannung.

1934 publizierte Jacobson seine wissenschaftlichen Erkenntnisse für die breite Öffentlichkeit und propagierte fortan die progressive Muskelentspannung: Durch schrittweises Vorgehen wechselnder Anspannung und Entspannung von Muskelgruppen wird eine Entspannung des ganzen Körpers und Geistes erreicht. Das bedeutet auch: Pulsschlag, Blutdruck, Atemfrequenz sowie auch die Darmtätigkeit werden reduziert. Dabei wird die Aufmerksamkeit auf einzelne Körperteile gelenkt, die dann willkürlich angespannt und entspannt werden. Beispiel: das Ballen der Hand zur Faust und dann die Entspannung durch plötzliches Lösen der Faust.

In der Praxis und Klinik sehe ich durch Anwendung dieser Methode oft eine Reduktion von Belastungen durch eine Geräuschüberempfindlichkeit oder einen Tinnitus. Die Wirksamkeit der progressiven Muskelentspannung konnte auch bei psychosomatischen Erkrankungen, Angststörungen, Depressionen, Stress, Schlafstörungen oder chronischen Schmerzen belegt werden. Zweimal täglich sollte über zwei bis drei Monate geübt werden. Auch in Stresssituation ist es gut, sich möglichst zehn Minuten Zeit für eine Entspannungseinheit zu nehmen.

Übung

Du wirst den folgenden Wechsel von An- und Entspannung als angenehm empfinden. Die progressive Muskelentspannung kann, wie das autogene Training, im Sitzen oder Liegen durchgeführt werden. Tagsüber empfehle ich dir die sitzende, abends zum Einschlafen die liegende Position. Die folgende Anleitung ist für das alltägliche Üben im Sitzen gedacht. Achte bitte auf leichte, bequeme Kleidung und darauf, dass du keine Schuhe trägst. Wichtig ist, dass du es warm hast, also je nach Bedarf warme Socken anziehst. Wähle einen angenehmen Boden, vielleicht einen Teppich oder eine Yogamatte.

Nimm nun eine bequeme, entspannte Sitzhaltung ein. Lege deine Hände auf die Oberschenkel und spüre diese sanfte Berührung. Spüre die Wärme deiner Handfläche und des Oberschenkels. Spüre, dass deine Fußsohlen den Boden berühren. Atme durch die Nase ein und aus. Spüre den Atem in deiner Nase. Bei den folgenden Anspannungen wirst du jeweils ein- sowie beim darauffolgenden Loslassen ausatmen. In den Pausen wirst du ruhig und tief ein- und ausatmen.

Atme nun ein, balle die Hände zu Fäusten und winkle deine Arme ab. Spanne deine **Arme** fest an und halte die Spannung für fünf Sekunden: von den geballten Händen bis zu den Oberarmen. Lass dann locker und atme aus. Entspanne dich für 20 bis 30 Sekunden. Lass ganz los und genieße diese Entspannung nach der Anspannung.

Jetzt spanne dein **Gesicht** an und beginne mit der Stirn: Atme ein und spanne deine **Stirn** an, leg sie in Falten. Halte diese Spannung für fünf Sekunden, atme dann aus und entspanne dich kurz. Spanne nun die **Augenbrauen** an, halte wiederum für fünf Sekunden und entspanne dich wieder kurz.

Presse dann die **Lippen** aufeinander und entspanne dich wieder. Wiederhole das An- und Entspannen nun auch mit dem **Ober- und Unterkiefer,** spüre den Aufbiss. Entspanne danach dein ganzes Gesicht für 20 Sekunden und genieße diese Pause.

Jetzt kommt der **Nacken** dran. Beuge deinen Kopf nach vorn, sodass dein Kinn das Brustbein berührt. Halte diese Spannung für fünf

Sekunden und lass dann wieder los. Beuge nun deinen Kopf weit zur rechten Schulter, lasse danach wieder los. Beuge ihn auch so weit nach links, wie es geht – und lasse wieder los. Dehne deinen Kopf nun so weit nach hinten, wie es geht. Fünf Sekunden halten und loslassen. Entspanne dich wieder für 20 Sekunden.

Gehe nun mit deiner Aufmerksamkeit zu deinem Bauch. Atme ein und spanne die **Bauchmuskeln** ganz fest an. Du ziehst den Bauch ein, für fünf Sekunden halten – und danach mit dem Ausatmen lösen. Entspanne dich. Genieße die Pause von 20 Sekunden. Spanne danach die **Gesäßmuskeln** an: Presse die Pobacken gegeneinander, dabei kippt das Schambein nach vorne. Halte die Spannung fünf Sekunden und entspanne dich kurz beim Ausatmen.

Atme wieder ein und spanne deine **Oberschenkelmuskulatur** fest an. Mit dem Ausatmen loslassen. Zieh jetzt noch deine **Zehen** alle nach oben und spanne sie kräftig an. Halte die Spannung und lasse sie erst nach fünf Sekunden wieder los. Krümme zum Abschluss mit der Einatmung deine Zehen, erneut fünf Sekunden halten und mit der Ausatmung wieder loslassen. Atme ruhig ein und aus.

Vertiefe deine Atmung, lass sie langsamer und tiefer werden. Wenn Gedanken oder Gefühle auftauchen, schau sie dir an und lass sie vorbeiziehen, wie eine Wolke am Himmel. Du lässt dich ganz in deine tiefe Entspannung fallen. Genieße die Ruhe. Zum Beenden der Übung schüttelst du deine Hände aus. Nimm deine Arme mit der Einatmung nach oben über den Kopf und strecke dich. Atme aus, und lass die Arme wieder nach unten fallen. Spüre auch nochmals nach unten, du hast jetzt wieder festen Boden unter deinen Füßen und bist sicher und geborgen. Öffne dein Augen und komme wieder in das Hier und Jetzt zurück.

Die Reise des An- und Entspannens des ganzen Körpers lässt auch den Geist erholsam zur Ruhe kommen.

Tipp: Wenn du zum Einschlafen üben möchtest, spüre mit der Beendigung der Übung, wie du ruhig und geborgen in deinem Bett liegst. Freu dich auf den Schlaf und die Erholung der Nachtruhe.

Wechselatmung Nadi Shodhana

Nadi Shodhana schenkt dir neue Lebensenergie.

Eine Atemübung aus dem Yoga, die ich dir besonders empfehle und selbst täglich praktiziere, ist die Wechselatmung Nadi Shodhana. Alle Atemübungen im Yoga werden als Pranayama bezeichnet. Prana ist die Lebensenergie und Ayama steht für Ausdehnung und Erweiterung. Nadi Shodhana ist eine Atemübung, die entspannt, dich zur Ruhe kommen lässt und auch neue Lebensenergie schenkt. Du wirst nach der Übung erholt und erfrischt sein, bereit zu neuen Taten.

Nadis sind die Energiekanäle in unserem Körper und Shodhana bedeutet Reinigung. Nadi Shodhana reinigt also die Energiekanäle: Verbrauchte Energie wird abgegeben, neue aufgenommen. Dies geschieht durch wechselseitiges bewusstes Ein- und Ausatmen im Wechsel der Nasenseiten. Nadi Shodhana solltest du mindestens fünf Minuten, wenn du Zeit hast, bis zu 30 Minuten lang praktizieren.

Übung

Setze dich auf einen Stuhl, ohne dich anzulehnen. Du kannst dich auch im Knie- bzw. Fersensitz auf den Boden setzen. Wenn es für dich bequem ist und du geübt bist, kannst du den Lotossitz (Padmasana) wählen. Unabhängig von der Sitzposition sollte der Rücken gerade und entspannt sein. Deine linke Hand liegt auf deinem Oberschenkel und die Handfläche zeigt nach oben. Die Spitzen des Zeigefingers und Daumens berühren sich in dieser Position. Die anderen drei Finger sind ausgestreckt. Diese Handhaltung wird Chin Mudra genannt und steht für Achtsamkeit und dein Bewusstsein.

Schließe nun deine Augen. Jetzt schließt du die rechte Nasenseite mit dem Daumen der rechten Hand. Zeige- und Mittelfinger der rechten Hand zeigen nach oben, während der Ringfinger und der kleine Finger gebeugt sind. Atme tief durch die linke Nasenseite aus. Spüre deinen Atem in der Nase und atme bis tief in den Bauch aus. Mach dich ganz leer. Atme nun durch das linke Nasenloch tief ein und fülle beide Lungen mit Luft. Dein Brustkorb dehnt sich dabei ganz aus. Schließe nun die linke Nasenseite mit dem Mittelfinger der rechten Hand, öffne das rechte Nasenloch und atme tief rechts aus. Danach lässt du über die rechte Seite den Atem wieder einströmen. Schließe dann wieder die rechte Nasenseite mit dem Daumen und atme links aus.

In diesem Üben der Ein- und Ausatmung über die sich abwechselnden Seiten fährst du fort. Beim Ein- und Ausatmen zählst du zu Beginn jeweils bis vier und steigerst dich schrittweise bis auf acht Zähleinheiten.

Variante: Nimm jeweils nach dem Ein- und Ausatmen noch eine lange Atempause hinzu, sodass du jeweils in der Leere und in der Fülle verweilst. Fortgeschrittene können die Ausatmung auch verlängern, und z. B. bei der Einatmung bis zehn und bei der Ausatmung bis zwölf zählen.

Selbsthypnose

Das autogene Training, die progressive Muskelrelaxation und Yoga als mögliche Formen einer Meditation und Selbsthypnose haben wir schon kennengelernt. Ich stelle dir nun noch vier weitere Möglichkeiten der Selbsthypnose vor.

Übung 1: Vom Geben und Nehmen – die Münzinduktion

Lege eine Geldmünze mit deiner rechten in deine linke Hand. Vielleicht kannst du eine gewisse Frische spüren, dort wo sie deine Hand berührt. Oder eher eine leichte Wärme? Indem du spürst, können deine Augen ganz ruhig die Münze betrachten, über all ihre Unebenheiten hinweggleiten – von der Mitte zum Rand, vom Rand zur Mitte. Bis deine Augen an einem Punkt zur Ruhe kommen. Schließe nun deine Augen, umschließe die Münze mit deiner Hand und lege die Hand auf deinen Oberschenkel. Indem du jetzt auch die andere Seite der Münze spürst, hat sich der Kreis geschlossen. Es ist zusammengeführt, was zusammengehört.

Dein Inneres ist in Kontakt mit dem Ganzen, es spürt das Ganze. Du selbst bist Teil einer Wochen, Monate, Jahre, Jahrzehnte dauernden Erfahrung aus Geben und Nehmen: So viele Hände, durch die diese Münze schon gewandert ist – junge und alte, warme und frische, kraftvolle und schlaffe, faltige und pralle, feine und raue. Hunderte, Tausende, Zehntausende von Händen, die immer gaben und nahmen. Hände, die eigentlich nicht wussten, ob sie mehr nahmen. Oder gaben sie viel mehr, als sie nahmen? Doch immer mehr ahnen deine Hände, was dein Unbewusstes schon lange weiß: dass es ja nur Geld ist. Und dass Geld, gemessen an dem Reichtum, zu wissen, nichts ist.

Dass das Unbewusste so viel mehr weiß, als das Bewusstsein je vergessen kann. Und so stellst du vielleicht ganz erleichtert fest, dass du immer noch deine Münze in der Hand hältst. Und es erleichtert dich vielleicht, dass du selbst entscheiden darfst, wie viele Münzen du haben möchtest. Wie viele Münzen du nehmen möchtest. Oder ob die Münze vielleicht auch verzichtbar ist als ein kleiner Teil, den du als Spende an andere weitergeben möchtest.

Konzentriere dich jetzt wieder auf deinen Atem. Atme noch einige Male tief ein und aus. Bewege dich nun: Recke und strecke dich, um schließlich die Augen zu öffnen. Denke nun darüber nach, was du hinsichtlich des Gebens und Nehmens empfunden hast. Denke auch darüber nach, was du in Beziehungen bekommst und gibst. Was hast du z. B. von deinen Eltern bekommen, den Großeltern oder auch deinen Geschwistern? Von deiner Partnerin und deinem Partner, den Kindern oder generell in der Freizeit und im Beruf? Wo war da viel Materielles, wann gab es Liebe und Geborgenheit? Und was hast du alles wem gegeben? Bist du enttäuscht worden oder hast du dich getäuscht, geirrt?

Überlege abschließend: Kannst du verzeihen, wenn dir jemand zu wenig gegeben hat, mehr von dir genommen oder dich vielleicht bestohlen hat? Kannst du verzeihen, wenn dich ein anderer Mensch betrogen hat? Wie möchtest du in Zukunft Geben und Nehmen gestalten?

Übung 2: Der Ozean der drei Wünsche

Setze dich bequem auf einen Stuhl oder auf den Boden. Deine Hände liegen entspannt auf deinen Oberschenkeln. Achte auf deinen Atem, wie er durch die Nase ein- und ausströmt. Schließe die Augen und atme immer tiefer und ruhiger ein und aus. Stelle dir nun in Gedanken vor, dass du an einen Strand gehst. Es ist ein schöner, sonniger Tag. Schau dir den Strand an. Vielleicht kennst du ihn schon aus den Ferien, vielleicht bist du auch zum ersten Mal hier. Deine Füße berühren den Sand. Wie fühlt sich das an: Ist es weich oder grob, warm oder kühl? Spürst du den Wind auf deinem Gesicht?

Geh am Strand entlang und schau in alle Richtungen. Was siehst du? Wie sieht die Landschaft hinter dem Strand aus? Siehst du vielleicht Pflanzen, Gebäude, andere Menschen oder Tiere? Schau einmal auf das Meer. Ist es ruhig oder kommen größere Wellen? Welche Farben haben der Strand, das Meer und der Himmel? Siehst du Steine im Wasser, Tiere, vielleicht Krebse, Muscheln, Fische?

Was hörst du? Sind es vielleicht die Geräusche der Wellen, die kommen und gehen? Oder die Musik des Windes, Vogelstimmen, Stimmen anderer Menschen? Oder bist du ganz allein am Strand? Kannst du etwas riechen, vielleicht einen typischen Geruch nach Meer oder den Duft von Pflanzen? Kannst du etwas schmecken, vielleicht den salzigen Geschmack der Meeresluft?

Jetzt siehst du im Sand eine Flasche liegen, ein Blatt Papier und einen Kugelschreiber. Setz dich doch in den Sand und schreibe deinen größten Wunsch auf. Was ist jetzt gerade dein größter Wunsch? Dann denke dir einen zweiten Wunsch aus und schreibe ihn auf. Und dann schreibe deinen dritten Wunsch auf. Jetzt rolle das Papier zusammen und lege es in die Flasche. Verschließe die Flasche mit dem Drehverschluss, steh auf und gehe mit der Flasche bis zu den Knien ins Meer. Dann holst du aus und wirfst die Flasche ins Meer – so weit wie möglich. Stell dir vor, dass dies ein wunscherfüllender Ozean ist, und dass deine drei Wünsche in Erfüllung gehen werden.

Jetzt kannst du auch im Meer schwimmen, wenn du magst. Du

kannst dich auf den Rücken legen und in den Himmel schauen. Du kannst tauchen und das Element Wasser genießen, das dich umgibt. Du bist Teil des weiten, wunscherfüllenden Ozeans. Du bist umspült, geborgen und sicher. Wenn du genug geschwommen hast, kannst du wieder an den Strand zurückkehren. Schau dich noch einmal um, was du alles wahrnimmst mit allen deinen Sinnen.

Verlasse jetzt in Gedanken den Strand. Gehe mit deiner Achtsamkeit wieder zu deinem Atem. Zähle deine Atemzüge: Atme tief ein und aus – eins, atme tief ein und aus – zwei, atme tief ein und aus – drei. Öffne deine Augen und komme zurück ins Hier und Jetzt.

Wenn es dir an diesem Strand gefallen hat, kannst du in Gedanken jederzeit dorthin zurückkehren. Wenn du einmal weitere Wünsche hast, kannst du diese dem wunscherfüllenden Ozean übergeben. Du kannst aber auch wunschlos an den Strand kommen und dort verweilen, wann immer du möchtest. Es ist ein Ort der Ruhe, der Sicherheit und Geborgenheit. Es ist ein safe place, der immer für dich da ist.

Übung 3: Die Kristallkugel – Blick in die Zukunft

Du sitzt entspannt auf einem Stuhl und achtest auf deinen Atem. Du atmest tief ein und aus, schließt deine Augen. Du kennst sicherlich die Geschichten, dass weise Frauen der Sinti und Roma aus einer Kristallkugel die Zukunft vorhersagen können. Vielleicht hast du das auch selbst schon einmal auf einem Jahrmarkt erlebt. Es spielt auch keine Rolle, ob du daran glaubst, es für möglich hältst oder eher nicht. Sieh auch diese Übung als Experiment an, in dem alles möglich ist.

Stell dir jetzt vor, dass sich im Raum vor dir eine solche Kristallkugel befindet. Du kannst die Form der Kugel verändern, sie größer oder kleiner werden lassen. Ist sie durchsichtig oder undurchsichtig? Welche Farbe hat sie? Hörst du einen Ton, einen Klang, eine Melodie? Wie fühlt sich die Kugel an: Ist sie weich oder hart, glatt oder rau, warm oder kalt? Vielleicht riechst du auch einen Duft oder du schmeckst ein Aroma? Stell dir vor, du könntest jetzt mit dieser Kugel in die Zukunft schauen.

Vielleicht hast du gerade etwas, was dich beschäftigt. Du hast ein Anliegen, eine Idee, ein Problem oder einen Wunsch. Wage jetzt einen Blick in deine Zukunft in einem Monat. Stell dir vor, dich jetzt selbst in dieser Kugel zu sehen – wie aus einer Außenperspektive. Es ist ein Monat Zeit vergangen. Schau genau hin: Wie siehst du in einem Monat aus? Was hast du an, wie fühlst du dich? Bist du allein oder ist jemand bei dir? Siehst du in diesem Bild deiner Zukunft in einem Monat noch andere Menschen oder vielleicht Tiere? Wie sieht die Umgebung aus? Vielleicht kannst du etwas hören? Vielleicht spürst du etwas in deinem Körper? Du kannst auch besondere Klänge, eine Melodie oder Stimmen wahrnehmen. An welchem Ort bist du und was machst du dort?

Nun halte diese Imagination fest in deiner Erinnerung und stell dir eine zweite Kugel im Raum vor. Sie zeigt deine Zukunft in drei Monaten. Wo ist diese Kugel räumlich gesehen – eher rechts oder links von der ersten? Davor oder dahinter, darüber oder darunter? Welche Farbe hat diese zweite Kugel?

Schaue nun in diese zweite Kugel. Bitte nimm mit allen Sinnen wieder genau wahr, wie deine Zukunft in drei Monaten aussieht? Wo bist du und was machst du? Wie fühlst du dich? Behalte diese zweite Kugel, und alles, was du darin gesehen hast, in deiner Erinnerung.

Jetzt nimmst du eine dritte Kugel im Raum wahr. Wo ist sie platziert im Verhältnis zu den anderen beiden? Welche Farbe hat die dritte Kugel? Schau jetzt in diese dritte Kugel – in deine Zukunft in sechs Monaten. Nimm wieder alles ganz genau mit deinen Sinnen wahr: Wie sieht deine Zukunft in sechs Monaten aus?

Nimm nun noch einmal alle drei Kugeln gemeinsam wahr. Schau in deine Zukunft in einem Monat, in drei und in sechs Monaten. Wenn du magst, kannst du etwas in diesen Kugeln verändern. Vielleicht gefällt dir von dem, was du wahrnimmst, etwas nicht? Du kannst es verändern! Ändere es, bis es sich für dich gut und richtig anfühlt und schau, was die Kugeln für dich bewirken werden. Was passiert z. B. in den beiden anderen Kugeln, wenn du in einer von ihnen eine Veränderung vornimmst? Werde dir bewusst: Du kannst deine Zukunft selbst gestalten, wie es dir gefällt. Habe Mut und Vertrauen in dich, in deine Stärke und in dein Schicksal!

Du wirst dich an alles erinnern, wenn du jetzt ins Hier und Jetzt zurückkommst. Lass dir alle Zeit dazu, die du brauchst. Wenn du bereit bist, atme tief ein und dann tief aus dem Bauch heraus aus. Atme geräuschvoll mit einem Ton aus, der dir gerade gefällt. Willkommen in der Gegenwart. Genieße den Moment in dem Wissen, dass du deine Zukunft selbst gestalten wirst.

Übung 4: Die 3D-Methode – sechs Wünsche in drei Dimensionen

Die 3D-Methode als hypnotische Technik verdanke ich einem meiner geschätzten Lehrer in der medizinischen Hypnose, Dr. J. Philipp Zindel. In dieser Sitzung werden sechs Fragen gestellt, was man sich in einem virtuellen Raum neben sich rechts, dann links, hinten, unten, oben und vor sich wünscht. Du hast diese Übung bereits im Fallbericht des evangelischen Gemeindepfarrers kennengelernt (siehe Seite 26), für den dabei sein Lehnstuhl eine große Rolle spielte.

Du kannst diese Übung aber auch jederzeit selbst durchführen: Setz dich bequem auf einen Stuhl, lege die Hände auf deine Oberschenkel und schließe die Augen. Konzentriere dich auf deinen Atem und atme dreimal ruhig und tief ein und aus. Tritt nach der dritten Ausatmung mit der darauffolgenden Einatmung in einen gedachten Raum ein, der ganz leer ist. Dieser Raum gehört nur dir. Du kannst ihn gestalten, wie es dir gefällt. Du hast die völlig freie Wahl. Du selbst befindest dich im Zentrum dieses dreidimensionalen Raums. Überlege nun: Wen oder was wünschst du dir rechts neben dir? Das kann ein Mensch sein, eine Gruppe von Menschen, ein Tier oder eine Gruppe von Tieren. Es kann auch eine Pflanze, eine Landschaft, ein Gegenstand oder es können viele Dinge gemeinsam sein. Was siehst du jetzt rechts neben dir? Schau es dir genau an, nimm es mit allen deinen Sinnen wahr. Vielleicht hörst, riechst oder schmeckst du auch etwas. Erinnerungen oder Gefühle können auftauchen.

Nun wende deine Aufmerksamkeit nach links. Was wünschst du dir links neben dir? Nimm diese von dir selbst geschaffene Realität links neben dir wieder genau mit all deinen Sinnen wahr. Fahre nun mit dem Raum hinter, unter, über und vor dir in gleicher Weise fort. Lass dir Zeit. Auch die Reihenfolge spielt dabei keine Rolle. Wenn du sie spontan anders wählst, ist das völlig in Ordnung.

Du hast nun deine Welt in diesem Raum mit sechs Wünschen in sechs Richtungen gestaltet. Du selbst bist der Mittelpunkt dieser Welt. Nimm nun die sechs Wirkungen auf dich im Zentrum wahr. Was empfindest du? Was fühlst du und woran erinnerst du dich, wenn du rechts neben dich schaust? Achte auf deine Wahrnehmungen und Gefühle, auf die Wirkungen auf dich auch aus den anderen fünf Richtungen des Raums. Dieser von dir mit Leben erfüllte Raum ist sowohl in dir als auch außerhalb von dir. Dieser anscheinend paradoxe Zustand ist nicht nur in der Trance deine Realität, sondern auch im täglichen Alltagsleben. Du bist es, der alles mit den Sinnesorganen wahrnimmt. Du gleichst alle Reize und Erfahrungen mit bereits gemachten Erinnerungen ab. Du empfindest und du bewertest.

Die Außenwelt wird immer individuell wahrgenommen. Werde dir bewusst, dass jeder von uns tatsächlich nicht nur seine eigene Identität und Individualität, sondern auch seine ganz eigene Realität und ein eigenes Bild der Außenwelt in sich trägt. Und doch teilen wir uns mit. Wir tauschen uns aus, laden andere in unsere Welt ein. Wir lassen uns gegenseitig an unseren Welten teilhaben. So entsteht Gemeinschaft. So entsteht aber vor allem auch eine innere Ruhe und ein Frieden, der sich nicht zuletzt wohltuend auch auf dein Hörorgan auswirken kann.

Gemeinschaft in der Selbsthilfegruppe

Selbsthilfe wird in der europäischen Tinnitusleitlinie als wirksame Therapie benannt. Dies gilt auch für eine Geräuschüberempfindlichkeit oder bei Morbus Menière, der sowohl das Hör- als auch das Gleichgewichtsorgan betrifft. In Selbsthilfegruppen trifft man sich regelmäßig in einem geschützten Rahmen – zusammen mit ebenfalls von Geräuschüberempfindlichkeit, Tinnitus, Schwerhörigkeit und/oder Schwindel Betroffenen. Die Gespräche sind vertraulich und es ist ein gutes Gefühl, dass man hier alles sagen kann, was einen beschäftigt, berührt oder bedrückt. In der Gruppe werden die eigenen Erfahrungen, Gefühle und Wünsche mit anderen geteilt. Die Gruppenmitglieder hören zu und jeder nimmt Anteil an den Erfahrungen der anderen. So hilft man sich gegenseitig, zu verstehen und auch neue Lösungswege für die eigene Situation zu finden. Man bekommt Tipps und auch fachliche Experten können eingeladen werden, um zu einem bestimmten Thema einen Vortrag zu halten oder eine Diskussion zu leiten. Natürlich ist auch das gesellige Beisammensein, bei dem vielleicht neue Freundschaften entstehen, Balsam für alle Sinne – und die Seele.

Tipp: Eine Gruppe in deiner Nähe lässt sich über die deutsche, österreichische und schweizerische Tinnitus-Liga finden.

Nachwort

Ich möchte Ihnen abschließend noch von meinen Erfahrungen als aktiver Rotarier berichten. Rotary Clubs sind unabhängige Serviceclubs von Angehörigen verschiedener Berufe. Für alle Mitglieder ist die 1932 formulierte „Vierfragenprobe" ein Leitgedanke und Wegweiser für richtiges Denken und Handeln. Sie hilft, Wahrheit, Fairness, Freundschaft und Hilfsbereitschaft zu fördern und zu leben. Ich möchte Ihnen diese vier Fragen als wertvolle Begleiter für den weiteren Weg nicht vorenthalten, denn: Mit diesen vier Fragen kann jeder Gedanke, jedes Wort und jede Handlung auf ihren Wert hin geprüft werden.

- Ist es wahr?
- Ist es fair für alle Beteiligten?
- Wird es Freundschaft und guten Willen fördern?
- Wird es dem Wohl aller Beteiligten dienen?

In der Humanmedizin geht es um den Menschen, in der psychosomatischen und psychosozialen Medizin um den Menschen in der Gemeinschaft und als Teil unseres Planeten Erde sowie des Universums. In der Theologie geht es um Gott und den Glauben an ihn. Es gibt keine medizinische Theologie oder theologische Medizin, aber es gibt eine Menschen- und Weltsicht, die beides vereinen kann. „Deus est caritas" heißt die Enzyklika von Papst Benedikt XVI. aus dem Jahr 2005: Gott ist die allumfassende, uneigennützige Liebe. Diese Caritas (griech. agape) grenzt er von der menschlichen, begehrenden und eigennützigen Liebe des Amor (griech. eros) ab.

Das eine schließt das andere überhaupt nicht aus. Amourös und erotisch sind Adjektive, die wir mit einer Liebschaft und Verliebtsein assoziieren – und das ist gut so. Die Liebe zwischen zwei Menschen ist wunderschön. Sie ist die Basis unseres Zusammenlebens, auch der Fortpflanzung und Erhaltung der Menschheit.

Gleichzeitig können und sollten wir uns der Caritas verpflichtet fühlen und empathisch helfen, wo wir helfen können.

Selbstverständlich können wir diese Caritas in jeder Religion und auch ohne Religion verwirklichen. Und doch schließe ich als Arzt, Philanthrop und Christ mein Buch mit einem Gebet des Heiligen Franziskus von Assisi (1181–1226), des Gründers des Ordens der Minderbrüder (Ordo fratrum minorum), als Franziskaner bekannt:

Herr, mache mich zu einem Werkzeug deines Friedens:
dass ich Liebe bringe, wo man sich hasst,
dass ich Versöhnung bringe, wo man sich kränkt,
dass ich Einigkeit bringe, wo Zwietracht ist,
dass ich den Glauben bringe, wo Zweifel quält,
dass ich die Wahrheit bringe, wo Irrtum herrscht,
dass ich die Hoffnung bringe, wo Verzweiflung droht,
dass ich die Freude bringe, wo Finsternis waltet.

O Meister, hilf mir, dass ich nicht danach verlange:
getröstet zu werden, sondern zu trösten,
verstanden zu werden, sondern zu verstehen,
geliebt zu werden, sondern zu lieben.

Denn: Wer gibt, der empfängt,
wer verzeiht, dem wird verziehen,
wer stirbt, der wird zum ewigen Leben geboren.

Amen

Quellenverzeichnis

Arzneimittelinformationen Swissmedic, Vitango Filmtabletten; letzter Zugriff 14. August 2022: http://www.swissmedicinfo.ch/ShowText.aspx?textType=PI&lang=DE&authNr=59165

Brattström A: Scientific evidence for a fixed extract combination (Ze 91019) from valerian and hops traditionally used as a sleep-induced aid. Wien Med Wochenschr 2007; 157(13-14):367–370

Brattström A: Long-term effects of St. John's wort (Hypericum perforatum) treatment: a 1-year safety study in mild to moderate depression. Phytomedicine 2009; 16:277–283

Cima RFF et al.: A multidisciplinary european guideline for tinnitus: diagnostics, assessment and treatment. HNO 2019; 67(Suppl. 1):10–42

Cima RFF et al.: Specialised treatment based on cognitive behaviour therapy versus usual care for tinnitus: a randomised controlled trial. Lancet 2012; 379:1951–1959

Darbinyan V et al.: Clinical trial of rhodiola rosea L. extract SHR-5 in the treatment of mild to moderate depression. Psychiatry 2007; 61(5):343–348

Derogatis LR, Savitz KL: The SCL-90-R, Brief symptom inventory and matching clinical rating scales. In: Maruish ME (Ed.): The use of psychological testing for treatment planning and outcomes assessment. Lawrence Erlbaum Associates Publishers 1999, Seiten 679–724

Diez Grieser MT: Mentalisieren bei Traumatisierungen. Klett-Cotta 2022

Freud S: Über die Berechtigung, von der Neurasthenie einen bestimmten Symptomenkomplex als Angstneurose abzutrennen. Neurologisches Zentralblatt 1895; 14(2):50–66

Goebel G, von Wedel H: Tinnitus Retraining Therapie. In: Goebel G (Hrsg.): Ohrgeräusche, psychosomatische Aspekte des chronischen Tinnitus. Urban und Vogel 2001, Seiten 83–96

Goebel G: Stationäre Behandlung von Patienten mit dekompensiertem Tinnitus in einer Tinnitusklinik. In: Biesinger E, Iro H (Hrsg.): HNO-Praxis 25. Springer 2005, Seiten 211–224

Goebel H, Floetzinger U: Pilot study to evaluate psychiatric comorbidity in tinnitus patients with and without hyperacusis. Audiological Medicine 2008; 6:78–84

Grebner S et al.: Stress Studie 2010: Stress bei Schweizer Erwerbstätigen – Zusammenhänge zwischen Arbeitsbedingungen, Personenmerkmalen, Befinden und Gesundheit. Fachhochschule

Nordwestschweiz, Hochschule für Angewandte Psychologie. Staatssekretariats für Wirtschaft SECO 2011; letzter Zugriff 14. August 2022: https://www.seco.admin.ch/seco/de/home/Publikationen_Dienstleistungen/Publikationen_und_Formulare/Arbeit/Arbeitsbedingungen/Studien_und_Berichte/stressstudie-2010--stress-bei-schweizer-erwerbstaetigen---zusamm.html

Hallak B et al.: Standardized Ginkgo Biloba Extract in the treatment of vertigo and/or tinnitus: a review of the literature. Advances in Aging Research 2021; 10:31–57

Hautzinger M et al.: Beck-Depressions-Inventar (BDI). Testhandbuch. Hans Huber 1995

Hesse G, Schaaf H: Grenzen der ambulanten Tinnitustherapie und Einweisungsprozeduren. In: Biesinger E, Iro H (Hrsg.): HNO-Praxis 25. Springer 2005, Seiten 201–210

Hu S: Bayesian brain in tinnitus: Computational modeling of three perceptual phenomena using a modified hierarchal Gaussian filter. Hearing research 2021; 410:108338

Kasper S et al.: Efficacy and safety of silexan, a new, orally administered lavender oil preparation, in subthreshold anxiety disorder: evidence from clinical trials. Wien Med Wochenschr 2010; 160(21–22):547–556

Koetter U et al.: A randomized, double-blind, placebo-controlled, prospective clinical study to demonstrate clinical efficacy of a fixed valerian hops extract combination (Ze 91019) in patients suffering from non-organic sleep disorder. Phytother Res 2007; 21(9):847–851

Matthews L: Hearing loss, tinnitus and mental health: a literature review. Action on Hearing Loss 2013 (London, UK)

Melzer et al.: Fixed herbal drug combination with and without Butterbur (Ze 185) for the treatment of patients with somatoform disorders: randomized, placebo-controlled, pharmacoclinical trial. Phytother Res 2009; 23(9):1303–1308

Meltzer JB, Herzfeld M: Tinnitus, hyperacusis, and misophonia toolbox. Semin Hear 2014; 35(2):121–130

Morin CM et al.: Valerian hops combination and diphenhydramine for treating insomnia: a randomized placebo-controlled clinical trial. Sleep 2005; 28(11):1307–1313

Nelting et al.: Die Erfassung des subjektiven Leidens unter Hyperakusis mit einem Selbstbeurteilungsbogen zur Geräuschüberempfindlichkeit (GÜF). Laryngorhinootologie 2002; 81(5):327–334

Nolan DR et al.: An effective treatment for tinnitus and hyperacusis based on cognitive behavioral therapy in an inpatient setting: a 10-year retrospective outcome analysis. Front Psychiatry 2020; 11:25

Olsson EM, Schéele B von, Panossian AG: A randomised, double-blind, placebo-controlled, parallel-group study of the standardised extract shr-5 of the roots of rhodiola rosea in the treatment of subjects with stress-related fatigue. Planta Med 2009; 75(2):105–112

Plummer F et al.: Screening for anxiety disorders with the GAD-7 and GAD-2: a systematic review and diagnostic metaanalysis. Gen Hosp Psychiatry 2016;39:24–31

Schapowal A: Surdité brusque – recommendations pour le diagnostic et le traitement. la gazette médicale 2022; 11(2):15–16

Schapowal A et al.: Stationäre Therapie von Tinnitus und Hyperakusis. Schweiz Med Forum 2007; 7(Suppl. 34):63–67

Schellenberg R, Sauer S, Brattström A: Pflanzlicher Tagestranquilizer Ze 185 und Oxazepam im klinischen und neurophysiologischen Vergleich bei Patienten mit psychovegetativen Beschwerden. Zeitschrift Phytotherapie 2004; 25:289–295

Schrader E, Meier B, Brattström A: Hypericum treatment of mild-moderate depression in a placebo-controlled study: a prospective, double-blind, randomized, placebo-controlled, multicenter study. Human Psychopharmacol 1998; 13:163–169

Schrader E: Equivalence of St John's wort extract (Ze 117) and fluoxetine: a randomized, controlled study in mild-moderate depression. Internat Clin Psychopharmacol 2000; 15:61–68

Schröder A, Vulink N, Denys D: Misophonia: diagnostic criteria for a new psychiatric disorder. PLoS ONE 2013; 8(1):e54706

Schultz JH: Das Autogene Training (konzentrative Selbstentspannung): Versuch einer klinisch-praktischen Darstellung. Thieme 1932

Semkovska M, McLoughlin DM: Objective cognitive performance associated with electroconvulsive therapy for depression: a systematic review and metaanalysis. Biological psychiatry 2010; 68(6):568–577

Sigron Krausse E: Musik- und Hörtherapie bei Tinnitus und Hyperakusis: Eine musikalisch-hörtherapeutische Untersuchung. Hamburger Schriften zur Musiktherapie (Band 2). Reichert Verlag 2012

Woelk H: Comparison of St John's wort and imipramine for treating depression: randomised controlled trial. BMJ 2000; 321:536–539

Zindel JP: Die 3D-Methode und ihre Anwendungen. CH Hypnose 2015; 25(1):6–16

Stichwortverzeichnis

Empfehlen und gewinnen!

Hat Ihnen dieses Buch gefallen?

Dann empfehlen Sie es bitte weiter und schreiben eine aussagekräftige Bewertung in einem Buch-Shop Ihrer Wahl, auf Ihrem Blog oder in den Sozialen Medien. Aus der Bewertung sollte hervorgehen, was Ihnen an dem Buch gefallen hat und für wen es besonders geeignet ist.

Als Dankeschön verlosen wir jeden Monat unter allen, die mitmachen, fünf humboldt-Ratgeber – mit etwas Glück sind auch Sie mit Ihrem Wunschtitel dabei.

Um an der Verlosung teilzunehmen, schicken Sie uns einfach den Link zu Ihrer Buchbewertung sowie Ihren Wunschtitel aus unserem Programm an: presse@humboldt.de.

Selbstfürsorge ist nicht egoistisch, sondern logisch!

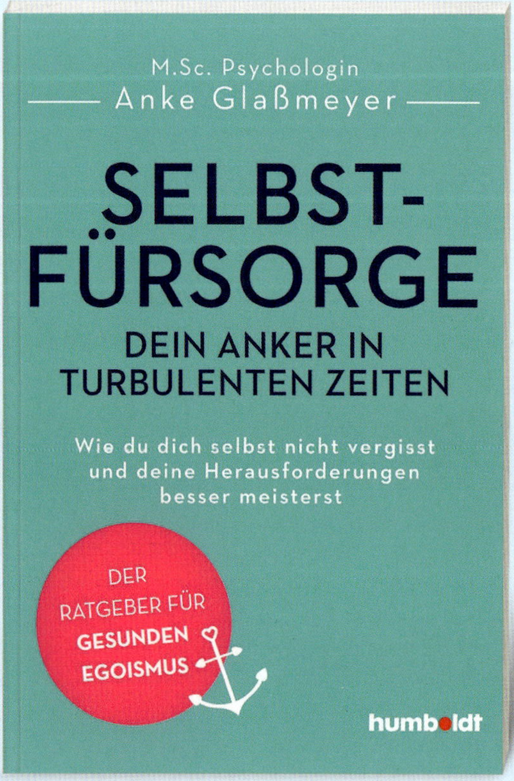

Stand 2023. Änderungen vorbehalten.

- Selbstfürsorge auf drei Ebenen trainieren: Mit Tipps und Übungen zu Themen wie Bewegung, Ernährung, Atmung, Schlaf, seelisches Wohlbefinden und stärkende Beziehungen
- Durch eine eigene Erkrankung kennt die Autorin und Psychotherapeutin Anke Glaßmeyer auch die Betroffenenperspektive und weiß, wie heilsam Selbstfürsorge in schwierigen Lebensphasen ist

Anke Glaßmeyer

Selbstfürsorge – dein Anker in turbulenten Zeiten

256 Seiten
14,5 x 21,5 cm, Softcover
ISBN 978-3-8426-4262-1
€ 22,00 [D] · € 22,70 [A]

Der Ratgeber ist auch als eBook erhältlich.

humboldt
...bringt es auf den Punkt.

Bibliografische Information der Deutschen Nationalbibliothek
Die Deutsche Nationalbibliothek verzeichnet diese Publikation in der deutschen Nationalbibliografie; detaillierte bibliografische Daten sind im Internet über http://dnb.ddb.de/ abrufbar.

ISBN 978-3-8426-3154-0 (Print)
ISBN 978-3-8426-3155-7 (PDF)
ISBN 978-3-8426-3156-4 (EPUB)

Abbildungen:
Titelmotiv: Shutterstock / Moremar
Stock.adobe.com: Alila Medical Media:11; designua: 12; designua: 16, 20; Axel Kock: 32; Peakstock: 44, 45; moonrise: 62; Robert Przybysz: 71; rostovtsevayu: 85; RFBSIP: 91; photophonie: 101; kreativwerden: 102; contrastwerkstatt: 107; Robert Kneschke: 109; U. J. Alexander: 111; tumana_net: 113; Cornelia Pithart: 115

Originalausgabe

Die Ratgebermarke der Schlütersche Fachmedien GmbH
Hans-Böckler-Allee 7, 30173 Hannover
www.humboldt.de
www.schluetersche.de

Lektorat: Pepe Peschel, die redaktion für medienkommunikation, München
Layout: Groothuis, Lohfert, Consorten, Hamburg
Covergestaltung: ZERO, München
Satz: Die Feder · Werbeagentur GmbH, Wetzlar
Druck und Bindung: FINIDR, s.r.o., Český Těšín, Tschechische Republik

FSC www.fsc.org MIX Papier | Fördert gute Waldnutzung FSC® C014138